# 整体対話読本　お金の話

江頭尚子（喫茶部員）
川崎智子（と整体）
鶴崎いづみ（観察と編集）
ほか

# はじめに

お金のことは一人で抱え込みがちで、人と話すこともあまりない。住む時に、食べる時に、移動する時に、当たり前のように傍にある道具でありながら、時には喜びにも、苦しみにも、なるお金。私自身、お金との付き合いにはずいぶん苦労してきたし、周りでも、苦労している人をたくさん見てきた。たとえ困っていても、お金の話をすることは、どこかタブーのような空気をまとっていて、お金の貸し借りや、逆におもいきり稼ぐことにさえ、うしろめたさがつきまとう。でも、はたしてそれは、一体どんな価値観だろう?

整体ではお金を体力としてみる。整体指導者の川崎さんにそう聞いてから、自分の中のお金のイメージに別の視点が加わって、風穴があいた気がした。お金の話をすること自体はばかられる。そんな空気をとっぱらい、あえて皆であらいざらい話し尽くして公開することで、日ごろ一人で抱えている困りごとや面白さも、共有したり、共感し合える場になるのではないかと考えた。

そうして時には座談会として、ある時はふとした会話の隙間に、また、ある時はラジオの電波に乗せて、対話の共有を重ねてきた。この対話の集積が、ほかの誰かにとっての開かれた場となることを願って。

——鶴崎いづみ

# もくじ

はじめに …… 2
最初の話 …… 8
食べるために働いたら食べるために使う …… 11
使い方を学んでない 12　お金に対してみんな違う 16　食べるために働く 19
喜びとして払う 21　許容を超えて動かすためにはお金がいる 24　実感とし
てお金を持つ 27
〈コラム　食いっぱぐれない相〉 …… 30
お金は、まずは困ること …… 31
お金に困る 32　使い方を学ぶ 36　私は何に一番お金を使いたいのか 38
生活力をつけましょう 41　騙される 44
お金はつくられたもの …… 47
つくる人たちにとってのお金 48　世間知らず 51　手っとり早くは体におい
てはない 54　やりがい搾取 56
〈コラム　円とウォン〉 …… 60

二百万円あったら何に使いますか？……61
リズムを変える 62　いま自分に二百万あったらどうするか 65
夢をみましょう 69
なんにもないということに希望がある……73
マイペースが自然 74　両手をブラブラさせておく 76　お金がない満足感 80
空っぽにしていく 81
自分と生き方がしっくりきてるかどうか……85
お金のことを考える背景 86　こうあったらいいなあという人は想像できます
か？ 90　環境づくりに取り組む 93
〈コラム　月十五万円の呪い〉……98
まず自分が動くと、環境が変わる……99
やっちゃってから考える 100　働いてる所に運動が起きてくる 102　前向きに
壊しながら新しくつくりかえていく 105　想像力で動く 108
自分がやれば、やっただけのことがちゃんとある……111
自分が働いた運動で、でき上がってる 112　どうしたら軽くなるんだろう 115
新しいものは自分の新しい所が選んでる 119

夢は寝てる時に見るものじゃなくて現実でみるもの ……… 123

どんな人にも収穫がある　124　欲求は言っていいこと　127　辞めた段階で自分の仕事がフラットになる　130

〈コラム　川端康成とお金〉 ……… 135

どうやったら大人になれるんだろう ……… 137

どうやったら大人になれるんだろう　138　大人のイメージ　141　仕事ができる大人　145　サラリーマンは気楽な稼業　146

使う楽しみを味わう ……… 149

実感があるお金の使い方　150　働くことはお金を使うことだ　152　自分以外の人のお金の使い方　155　準備を続ける　157

〈コラム　ギャンブラー〉 ……… 160

今日、何が欲しい？ ……… 161

どんな人にもリズムがある　162　仕事のリズム　164　買い物しないって不健康　167　今日、何が欲しいか　169

誰に、何を、どういう所で、プレゼントしたいか……173
我慢は不健康 174　誰に、何を、どういう所で、プレゼントしたいか 176　会ったこともない人へのプレゼント 182
本気になるようなことが起きてるかどうか……187
与えることができるのがプレゼント 188　本気って何ですか 192　喜んでお金をあげたくなる人 194　お金をすごく使いたい 198
〈コラム　ダモ鈴木と世界経済〉……201
困ってるっていうエネルギーを使う……203
困ってることを人に話す 204　自分の中の貧しさ 209　人間みんなにとっての困りごとがなくなる 211
あとがき……216
索引……223

# 最初の話

**川崎**　話をするっていうこと自体ね、皆で話をする機会自体がもしかしたら少ないかもしれません。あとは話す以外に、今はね、呟くっていうことはみなさんなさってるかもしれませんので、頭の中での会話が一方通行か相手がいるか、シミュレーションがあるかもしれませんけれども、実際にここでみなさんと話をする間にやりとりがあって、対話っていうものが昔の学習方法だったんですね。対話が学ぶことの起点にあるっていうのがあって、私はそれがとても重要であると考えてる、というのがまずあります。

ですからここでみなさんとお話をしていたり、あとはお話を聞いている状況、これも含めて私の本業は気というものを使う整体師ですから、言語の中にも気があって、話を聞く姿勢の中にも気がありますので、そんな形でお話をしていきますから、ぜひ会話の中でもね、ちょっとでも関心があること、もしくは何か引っかかるものがあれば、どんどん聞いてください。じゃないと、誰も止めないと止まりません(笑)そういうところがありますので。

でも、あくまでやはり疑問に思うことが一番。先ほどね、疑問を持たれて質問してくださった方がありました。質問してくださるところから始まるので、どういうことを考えていて何をやっていて、こうなんです、っていうところから始まりますから、それはやはり働きかけになります。ご自分が何かに働きかけをおこなってる状況で色々と物事は変わりますので、どんどんあの、わからないこと、あと聞いてみたいことは聞いてみてください。

あくまでこの時間は整体からみている、もしくはみなさんがお考えになってるお金の価値観のみですから、ということは、今日の十人の価値観です。十人のみの価値観ですから。だけれども、その中にも違う価値観を認識することで、あ、そんなに大変なことでもないなとか、自分が何を重要に思ってるかとか、人の話を聞くと意外と理解できますから、ぜひこれも一つ、あの、学習だと思って頂いて。

というか私はこういうふうにお話をすることで学んできていて、本を読まないんですよ。なので、申し訳ないんですけど聞きます。誰々がこういうこと言われてるんですけどって言われたら、すいませんどなたでしょうかと聞くことがあるかもしれません。あとは単語とか言語でわからないものがあったら聞くことがあるかもしれません。そこは教えてください。なので、あまり緊張せずにね、お話しながら食べながらやっていきましょう。よろしくお願いします。

二〇一四年五月九日　座談会〈お金の話〉導入

食べるために働いたら食べるために使う

二〇一四年五月九日　座談会〈お金の話〉オルタナティブスペース「路地と人」にて開催
対話　江頭尚子・川﨑智子・鶴崎いづみ・原田淳子・ほか参加者A、B、C、D、E、F

## 使い方を学んでない

川﨑　お金っていうもの自体、みなさん親から使い方を教えて貰ったことがあるでしょうか？例えば小さい時に、これだけ使うのよ、と渡されて、お小遣い帳なんかもつけたりとか、そういうご経験がある方。

A　はい。小学校あがった時から、ずうっとやってました。

川﨑　おっ、素晴らしい。その結果、いま、お金に対してどう感じてますか？

A　一万円で買えるものが少なくなった。昔からの比較なんですけど、自分が変わったのか、お金の価値が変わったのかわからないんですけど、明らかに違うんですよね、満足度というか。

**満足度**

川﨑　いいですね、満足度が出てきました。お一人お一人聞いていきます。お金という言葉を聞くと、どう感じますか？

B　……回るというか、仕事をして、お金をもらって、何かに使って動いていくものというか。

**お金を使う**

川﨑　いいですね。何がいいんだって思ってるよね（笑）動きが出てきました。お金を使う発想が出てきたんだと思うんですけど、使わないとお金って意味が出てこないっていうこと。ここに置いてあったら紙なんですけど、釘付けになるくらいであんまり紙だと思わないと思うんで（笑）それくらい使うものという認識のほうが大きいと思うんですよね。紙なのに、いろいろと意味が変

**紙**

化したり価値をつけられること自体がとても不思議なものだと思いますから。いかがでしょう?

**C**　僕も働いた対価っていう、そんな感じですかね。それを貰う分だけの働きと貢献をしたかどうかっていうところになるのかな。やったことの責任に対して貰うというイメージです。

**貰う**

**川﨑**　はい、ここで出てきたのは、責任という言葉と貰うという言葉です。自分が働くのは、どなたかの所へ行って働いてお金を貰うっていうことですから、自発的に自分で働いて稼ぐこととは違うということですね。これをちょっと覚えといて頂いて。どうでしょう?

**江頭**　社会的なイメージはあんまりないんですけど、どちらかというと、お金と感情みたいなことを考えるというか、お金って聞くと不安な気持ちになるんです。どちらかというと、ないものとして今日まで生きてきていて、その、円満にお金を使える人に憧れています。

**不安**

**川﨑**　(笑)今あの、自己表現も含めすごくいいと思いますけれど、お金のことを考えると、考えるんじゃなくて感情がサーッと働くっていうことですね、不安になっちゃうということだから。それはどういう不安ですか?

**感情が働く**

**江頭**　ないなあっていう気持ちと、あと、このお金がいいお金なのか悪いお金なのか、それを受け取っていいものか、その使い方はいい使い方なのかとか、実際には二分できるようなものではないと思うんですけど、そういう判断を自分に迫られるような不安もあります。なので同じ金額を持ってても、前向きに何円あるから何々ができるっていうふうに思えるか、何円しかないから何々しかできないって思うかみたいなことが自分の中にあって、何円あるからできるって思いたいんですけど、なかなかそういうふうになるのは難しいなって思っています。

**川﨑**　不安がとても大きいと思います。私は整体師なので、不安はどこから来るか。お金がなくなっちゃう。なんでなくなるんだろう。使うからなくなるんですけど、何で使ってるんだろう？感情が動かされるようなもので使ってる可能性がありますね。

**江頭**　なるほど（笑）

**川﨑**　つまり、必要なものとして買っているのかどうか。好きだから嫌いだから、もしくは好きなときに買ったけど使わなかった、残念、とかね。こういう一時的なもの、生理的なもので買ってしまったものに関しては罪悪感を持ったりするんです。整体では感情を生理作用として捉えるんですけど、生理作用は自然なことです。怒ったり、泣いちゃったり、全部自然なことなんですね、体の欲求ですから。つまり欲求があってお金を使うことに罪悪感を持つということがある。それと、お金が感情にまで食い込んじゃってる状態っていうことです。それはどちらかというとお金というエネルギーを使ってるんじゃなくて、お金に使われてます。ですから一見ただのお金なんですけども、そこまで人を追いつめる力があると思って頂くといいかもしれません。なかなか不思議なものですね。紙切れですけど、紙切れとはいえ。いかがでしょう？

**お金に使われてます**

**D**　お金は基本的に普段あんまり目に見えないです。財布もあんまり目に見えるものでもないし、大きい金額は銀行にあったりとか。で、おろすというか、自然に出てっちゃう。

**目に見えない**

**川﨑**　（笑）目に見えない、これも面白いですよね。つまりお金を預けられますよ、貯めとくといいことありますよっていう商売が成り立ってますから、みんな実はそこにお金を払ってるんですね。例えばＡＴＭでお金を引き出すだけでも百円とか二百円とか常に銀行にお金を払ってるんですけど、便利だね、なんて思っちゃってるから。この百円が毎時日本全体のＡＴＭで引き出されていると思ったら銀行は一日どれくらい稼いでるんでしょうか、っていう話ですけど、いつからかそうなっちゃってますから。みんな知らずに使っていて当たり前になるのが日常なので、日常にお金を使わせるっていうのが商売の中では多く成り立ってます。それぐらいは当たり前だろうと思って使ってるということ。だけどその前に自分たちが働いて、それを使っているんですけど、それがあまりにも色んな仕組みの中にあるので、自分のお金なのか人のお金なのか会社のお金なのか……。借金も自分のお金です。三千万借りて家を建ててね、すごいお金持ちです、借金の。あと借り換えなんて言ってね、色々と見えないものにも価値をつけていく発想で経済主義っていうものが生活の中に入っちゃってるから。私たちの生活の中にも入ってるし、考え方の中にも入ってると思ってください。つまりあの、見えないってそういうことだと思います。自分のお金なのに、大きい所からハイって与えられてるように思っちゃう。あとは、おろせないっていうことがありますよね。とんでもないです。いつの間にやら銀行とか大きいお金を集めてる所は偉いんだとか、そんなふうになっちゃってますから。やはり自分が働いて得たお金だという意識を持つこと、これはとても重要だと思います。それと、日本ではどうしても、お金のことを話さないようにしようとか、お金を稼ぐことがいいことじゃないんじゃないかとか、そういうのがあるんですね。あの、日本人ケチです(笑)というのは使う楽しみをどこまで考えてるかなんですね。これだけしかないと思って使うと、とても寂しい気持ちになりますよね。だからやっぱり使い方を学んでないっていうことなんですよ。学校で教えてくれるわけじゃないし、いざ社会に出てから自分でいろいろ買って学んでいくことのほうが多いから。だからそういう意味で最初に聞いたのは、お小遣い帳を持ってる方だとまずお母さんが生活の中でお金を使う意識を持ちなさいという価値観を持った人。そこで生まれていると、そこからスタートしてるはずなんですね。ここまで聞いてどうですか？

**日常**

**借金も自分のお金**

**経済主義**

**自分が働いて得たお金という意識を持つ**

**使い方を学んでない**

## お金に対してみんな違う

A　お金の存在自体がなかったら面白いのになと思うことが結構あります。働いていると、これだけしか貰えないんですか？っていう仕事もあれば、こんなに貰っちゃっていいんですか？みたいな仕事もあったりして、お金という存在がなければそのバランスがもうちょっととれるんじゃないかなと思うことが多いです。

川﨑　まずお金を疑うところからきましたね（笑）それはみなさん想像してみてもいい考え方かもしれません。実際にお金がない世界も地球上に存在しますから。どうでしょうか？

E　ずっとアルバイトをしていて、こう、不安だからいっぱいシフトを入れてしまって。で、残高を見ると結構あったりして。あんまり計算ができなくて、けっこう分離してた気がします。お金を貰うために働くことと使うお金が分かれていて、お金を使うときの感覚が軽いというか、大事に使おうという気があんまりないというか。

### 軽い

川﨑　それはお金を稼ぐことにもあまり関心がないことと関係がありますか？つまり重い軽いで表現しましたから、それだったら重く使うっていうのはどういうことか、とかね。

E　そういうふうに言われるとそうなのかもしれないです。アルバイトじゃなく初めて千円もらった時は使えなかったですね。飾ってました。それは重かったです。だけどアルバイトで稼いだら、こんなに働いてたんだっていうくらいちょっと関心が薄かった。仕事に対して一生懸命やってはいるんですけど、軽く考えているのかもしれないですけど。

川﨑　疑いが出てきましたね（笑）どうでしょうか？

F　私は常に価値につきまとわれています。自分で値段を決めなきゃいけないのが本当にわからなくて、つけるんですけど、でも百均でこれが買えるんだったらこれは、とか思いながら、もうビクビクしながら値段をつけて。それでも時給で換算したら五百円六百円になっちゃうだろうなとか。で、もう時給で換算するのは辞めたんですけど……馬鹿馬鹿しいから、悲しくなるから。とにかく自分で価値を値踏みしなきゃいけないというのが本当に難しいです。

**値段をつける**

**川﨑**　お金というものが難しい点はそういうふうに、いまお話しただけでもこれだけパターンがあるわけですよ。ていうのはお金を使ってきた歴史が長いからだと思います。それこそお金の存在がない時代もあったはずなので、お金に対してみんな違うわけですよね。私はお金をエネルギーとしてみてるんです。エネルギーとしてみるならば、働いて稼いだお金です。例えば五万円。運動が起きた結果お金になってるわけですから、まずこれが重要ですね。それでいうと乞食の人はすごいですね、あげたい人を待ってるんですから。あげたい人がいるんです、余ってるから。だからやはり寄付もします。そうすると、ここにあるお金の価値って何だろうっていうことですからね。動いてるから、働いてるからお金として成り立ってる。つまりお金は動かさないと動かないものです。みなさん自分のお金動かしてますか？　動かす人、使う人は誰ですか？　稼いだ人ですよね。つまり自分の持ち物であるお金を持ってるという自覚を持っているか、からですね。私自身の話をすると、いまも貧乏なんですけど、自分のお金だと思ってお金は動かしてます。でも自分のお金でもないと思って動かしてます。だから動かせるんです。それは借金でも同じだと思います。自分が抱えられる借金は、やはりその人の運動量と関係があると思うからです。何億円も借金できる人はすごい体力を持ってます。会社の社長さんとかね、自分が頭下げて社員の分も働かなきゃなんない。だからものすごいエネルギーを使ってお金を借りるわけです。それだけのエ

**エネルギーとしてみる**

**あげたい人**

**動かさないと動かない**

**借金**

ネルギーを動かせる人っていうふうにみます。自分が働くことでエネルギーをつくり出していく、その一つの方法としてお金があるというふうにみてるんですけど、どうでしょう。

**鶴崎**　最近、どんどんお金を動かしてるんです。ほんとに手元に何もないんですけど、来たものは全部出すので動いてはいる。だけど私も江頭さんと同じで不安がとても大きくて、一人暮らしになって貯金が底をつくようなことが何度もあって、その時ってほんとにものすごいエネルギーで心を締めつけられてるような気持ちになるんです。さっきの話を聞いてて、それはいったい何に使われてるんだろうって、それが気になります。

**川崎**　それでいうとやはり社会に使われてると思います。つまり労働者っていう言葉がありますから、それを使う人がいるっていうふうに、分けて線引きしたんですね。だからそこにいろんな戦争が起きたり、革命だ！って言ってる人がいまだにいっぱいいますけど、でもそれよりも、自分ができる運動で生み出される活動、それを必要とされるかどうか、私はそちらが重要だと思ってます。つまりいちばん基本的なところでいうと、昔の主婦の方だと収入がないわけですよね。ご主人の収入だけでやりくりしてる。だけど昔はここにも上手いシステムがあって、例えばチクチク縫うのが上手い人、煮物をつくるのが上手い人、なんだかんだそれぞれに自分の特技があったわけです。そうすると例えば何か集まりがあったら、あそこの奥さん煮物が上手いから頼みましょう。で、美味しかったわ〜、と皆が認知して、じゃあこれお礼ねってお礼が発生するわけですね。みんなで集めたお金とか、その人が欲しがっているものをみんなであげる、そういう形の対価です。お互いに合意があればそこに少ないも多いもないんです。自分が好きなことをして喜んでもらった、これも対価ですから、やっぱりそれはやりがいってものです。これは働くこと

**社会に使われてる**

**労働者**

**自分ができる運動で生み出される活動が必要とされるかどうか**

とも関係があって、自然発生的に自分の中で生まれる働きと仕事が必要性を帯びてくるかどうか、これがとても重要で、そこに今はお金が関連づけて考えられてます。主義主張、観念的な経済主義っていうものから組み立てられたシステムの中で実践したり、考えられてきた経済はあるんです。でも私たちが日常の中で必要としてるお金はちょっと違いますよね。ご飯が食べられないとかそういう話だから、やっぱりまずは実感があるお金を学ぶことだと思います。そしていま必要なものにはお金を使うことです。例えばさっきFさんがお話されてた値段をつけるのがわからないっていうね、買ってみることです。

**買ってみる**

F　買ってみる……

**満足感**

川﨑　うん、これがどうしても欲しいと思ったら頑張って買ってみてください。そして自分の中に満足感があるかを確かめていって、買うことで覚えていかなきゃならない能力です。そうしないと自分の値段もつけられないと思うので。それでお勉強するのがいいと思います。もっというと、自分がつくり出すことに価値を見出すっていうのは、元々は無駄なことです。だけど誰かが好きとか素晴らしいとか、欲しい！ってなった時にお金が発生するわけだから、その辺りのことをしているという意識を持ってつけるならば、値段はいくらでもいいと思います。お金をたくさん使っても満足感があることって必ずあるんですね。自分が使っていかないと覚えない。正規の値段に対して得したなっていう満足感とはちょっと違うものがあるんです。

## 食べるために働く

**気の発散**

川﨑　あと、お金を使うこと自体が気の発散なんですね。お金を使うとすごくサッパリするんです。しかもある程度我慢して我慢してドカンとお金が入ってきて、バーン！て使うとものすごく気持ちがいいんです。もっというと、他の人のお金も使うともっと気持ちがいいんです。だから博打(ばくち)をする人は、どんどんお金を使っちゃえる。勝ち負けのためだけにお金を使えるんですから、そのために馬が走るんですから、すごいことです。だけどそういうものが人間の中にはあって、お金の価値はその人の中の満足感と関係があるから、不満があるとお金を持ってても使い方がどうかなということもあるでしょうし。私自身のことでいうと本当にお金がない時があって、お昼のお弁当に小麦粉でパンを焼いてね、それだけを食べてたんですよ。そしたら、わあお洒落！とか言われて（笑）それ毎日続けてなんとか生活してたんですけどそのうち辛(つら)くなってきて、そうすると下ばかり見るようになって、どこかにお金落っこちてないかなあってなってくるんです。で、ある日、お金が落ちてますようにってお祈りしたんです。そしたら五百円落ちてたんですよ。

**全員**　おおー

**川﨑**　ものすごく嬉しかった。千円落ちてたこともあります。だけど大きい金額は落ちてないんですよ。生きていける分だけあるんです。それが何度かあると、多分、生きていけるんだろうってなんとなく思ったあたりから働こうと思いました。それまではやりたいことをやりたいから働かされるのは嫌だなと思っていて、仕事を減らしてたんです。だけどそうなった時に食べていくために働こうと思ったんです。そしたらやはり何でも仕事を探します。ここが大事だと思うんですね。食べていくために働いて稼いだお金は食べるために使って頂くと、イコールになると思うんですよ。これが重要じゃないかなと思うんです。

**鶴崎**　なにか一致してくるというか……お金と自分の体と生きていくということが。

**博打**

**食べるために**

**稼いだお金は**

**食べるために**

**使う**

C　食べるために働くというのは僕もそんな気がしていて、学生の時はアルバイトもしてなくて奨学金とかで暮らしていて、家賃払うともうほぼ手元ないんです。だから学生の時なんて一日缶コーヒー一本ギリギリで。働き出して、ある程度お金が貰えるようになったら喫茶店でも珈琲が飲めるとか、話聞いてて思いますね。

川﨑　すごい！　いま喫茶店で飲めてるんでしょ？　これはやはり一人の人間がお金の使い方を覚えて生活できてるっていうことなので、素晴らしいことだと思います。あの、奨学金としてまとまったお金があると働く気っていうものがなかなか起きないんです。大きい金額はその人自身も惑うものがあって、大き過ぎるとわからないっていう。だからやはり身近なところから理解していく。あとは動かすことによってそれが必要かどうかがわかるっていうことですね。

## 喜びとして払う

原田　こんばんは！　遅れました。

川﨑　こんばんは！　とんでもございません。お疲れさまです。どうでしょうか、お金。

原田　途中からでわからない（笑）……お金、これほど苦しめるものはないですね（笑）　私自身とにかく働いてます。それでいつか解放されるだろうと思いながらなかなか解放されない。

川﨑　解放っていうことがあるとしたら、いま不自由をしてるっていうことですか？

原田　なんか振り回されてるなあという感じがあります。余裕が欲しいとか、そんなに欲はないほうだと思うんですけど、だからこそ貯める欲もないのかもしれないですけど、でも百円単位で節約するためにあっちに行ったりこっちに行ったりして（笑）　わりと振り回されてるなあと思っていて、天秤にかけるというのは物だったらいいんですけど、人ですよね、お金がないから本当、消費税上がってからめっきり人と飲まなくなって（笑）でも私、お金払うこと自体は楽しみだし好きなんですよ。だから嗜（たしな）みとして払ったりとか、喜びとして払うっていうのもあると思っていて、そういうのはやっぱり人と分かち合いたいなあと思うから。例えば三月で人がいっぱい辞めるじゃないですか。仕事場で入れ替えとかあるんですけど、その人たちに花でも贈ってあげたい。でもこの花が一本千円で私が一日百円ケチってその十日分なんだなとか、天秤にかけるところがある。そういうのがさもしいと思う、一番振り回されてるって思うところで、なんだろな、キュンとくるのはそういう部分。もしそれがなければもっと喜んで純粋に花でも贈れるだろうに、私の三日分の食料費なんだけどなあとか思いながら花をわたす。まあだからこそあげたいっていうのはあるんだけど、何かそういう意味でいっつもその自分のさもしさと潤いとを、天秤にかけられて踏み絵を踏まされているような、そういう意味で支配されてる感がありますね。

川﨑　かなり具体的ですね。今までお話した内容はだいたいその中に含まれてます。つまり使うことに対しての罪悪感を持っている人もいれば、使わないことに執着してる人もいるし、でも今のように使うことの中に楽しみが見出せるとしたら……お金はないほうがいいでしょうか?

A　うーん。自分の身の丈に合ったものだけあればいいんじゃないかなあと思います。私は学生になる時に月々いくらあればいいのか今までのお小遣い帳をひっくり返して計算したんですよ。これだけ必要なんだと思って、あ、やってけるじゃんみたいな感覚なので、その分だけあればいいやっていう感じで、あんまりそれ以上のものを欲さないですね。

川﨑　そこでいうと一人での充足感としては成り立つんですけど、いま原田さんがお話した内容の中には、人と関わるところにお金を使いたいっていうことがあるんですね。つまり自分の問題ではないことにお金を使いたい欲求があるっていうことです。

**A**　それは交際費の中にきちんと入っていて、あるんだから使おうよ、みたいな感じです。

**お金に困る経験**

**川﨑**　ああ、いいですね、あるんですってお金が（笑）それでいうと、私もいろんな方とお金の話をすることもありますが、お金に困ったことがない人もたくさんいるということです。小さい時からお金に困る経験をしていなければここに問題はないです。ところが小さい時からお金に困った経験がある人もいます。そうすると不安が起きる、不安を起こすんです。あとはね、親にお金とられちゃう子もいたのね。……え、とられたの？

**A**　うちは親が入院したりしていて、いくらかかるって言われて、っていうのがあります。

**川﨑**　とられてるじゃん（笑）本当、それはとり返さないと（笑）なので、経験がとっても大きいんですね。あとお金をたくさん使う人っていうのがいて、使いたいんだからって使えた経験がある人ですね。借金もあんまり痛くも痒（かゆ）くもない人もいます。そういう人ほど借金できるんです。元が大きいから、どこかのお店で一万円したとしても払っちゃえるようなものを体の中に持ってますから。そこを換算してしまうっていうのは、そういう自分と使いたい自分と二人いるわけですよ。それで今、お花を買うほうを選んでるわけだから。

**美学**

**原田**　自分の美学を試されてるような感じがするんですよね。でもその生産性のなさも含めてそういうのをやってるっていう、それはもう美学としか言いようがないんですよ。

**芸術**

**川﨑**　それはもうお笑い芸人の使い方ですからね。だけど、やってることがそうだからだと思います。要は芸術に関わる人たちは、最初からお金儲けではないっていうところがあるからね。

## 許容を超えて動かすためにはお金がいる

**原田**　でもその、これは「路地と人」の話なんですけど、自分自身お金に対してのコンプレックスみたいなものに振り回されているから、自分は描いたものすぐ人にあげちゃったりするんですね。値段をつけることを拒否するんだけど、でも例えばここで展示した作家が、ものがちゃんと売れたらめちゃくちゃ嬉しいんです。やっぱり売れてほしいと思ってるんだけど、自分のことになると、あ、いらない、いらない、お金なんていいって言っちゃうところがある（笑）

**川崎**　じゃあ払いたいっていう人がいても断っちゃうんですか？

**原田**　それは、ほんとかなあと思う（笑）でもお金を貰えること、それはめちゃめちゃ嬉しいです。あと、ここが儲からなくていいっていうのと矛盾してるんだけど、やっぱり美術はちゃんとお金で評価されて欲しいっていうのはあって、でも評価はお金だけかっていうとそうじゃないのかなあとか、揺れながらやってきていて……

**川崎**　そこでいうと路地と人さんの意図する一貫した何かがあるんですか？　それともそういうものはなくて、ここでおこなわれること自体が運動みたいなものなんですか？

**原田**　最初は運動に近かった。私が一番メンバーとして古いんですけど、最近話し合ってるのは、運動するにもだんだん消耗していってるんで、自分の身を切って、交通費も自分で削って、やって、何にもない。もう赤字にしかならない。やればやるほど私はそうなるんだけど、でもここで交わされる美術だったり言葉だったり身体芸術だったり、それをとにかく経済関係なく存在させたいっていう自分の美学みたいなものがあるから、やってたけれども、やっぱりそれを三年くらい続けると、そりゃ骨になりますわ。

**路地と人**
東京・神田にあるオルタナティブスペース。二〇一〇年よりメンバーが入れ替わりながら運営中。（鶴崎・原田は運営メンバー）展示、ライブ、講座など、様々なことをおこなっている。

全員　（笑）

原田　だから、やってる人自身が続けていくだけの体力とか経済力っていうものは、考えていかなきゃいけないっていうのは最近骨身にしみ込んでいて……

川﨑　それでいうと私がいちばん例えやすいのはナイチンゲールさんだと思います。彼女は大金持ちの貴族の娘だったので、全部看護に費やしたんですよ。でも死んでいく人たちをただただ看護するのが大嫌いだから、仲間を増やそうと思ったんです。その結果、看護師という仕事ができましたから。彼女の生き方の中に宗教的なものも一部あるでしょうけど、美学というより何かやっぱりそうせざるを得ないような自分の欲求があって、まあそれだけのお金を動かせるっていうのがあったから活動できた、と。ご自分の活動の許容っていうのは、一人だけだったら一人分なんですけど、一人の許容を超えた量を動かすためにはお金がいるんですよ、やはり。

原田　そう思いますね。周り見てると身を削ってやってる所はみんな三年とか五年ぐらいで倒れていって、私はいつも本当に心を痛めているわけですよ（笑）だからもう野菜植えてもいいし、絵を高く売るでもいいし、やっぱり自活するっていうのは重要だなあと。

川﨑　あの、死ぬかどうかっていうところまでいくと、東京では戦争中に食べられなくて画家がいっぱい死んでます。働かなかったからです。いろいろと借金して、自分は働かないで描くこと以外はしない、そういう生き方はどうかっていう話です。やはりそれは限られた世界であるし、私はそれを美しいとは思いません。健康ではないからです。整体からお金の話をすると、働いたことへの単純化があると思うんですね。整体は単純な世界なので、一つの動作が作用するっていう発想ですから、それがいくつか重なってその人の中に複雑に入っていって思考になったり経験

**ナイチンゲール**

**許容を超えた量を動かすためにはお金がいる**

**単純化**

になったりして、出方も複雑になってるだけで、一つのことを一つの目的で終わらせれば、なにも運動作用として後に残らない。だけど、一つの作用に何かがきっかけで抵抗が起きると、いろんな複雑なことがエネルギーとして一個過程が入っちゃう。それによる体への影響がとても大きいんですね。だから、お金に関しても食べるために働いたら食べるために使う。

**鶴崎**　はあ。

**川崎**　例えば絵を描きたい、売りたいだったら、そのためにはやっぱり食べるために働くベースがあるっていうふうに思っていて頂いたほうが、より働きやすいと思うんです。そのベースの上にそれがあるというふうにしてしまわないと。戦中戦後にいっぱい餓死した画家ってほんとうに馬鹿だと私は言いたい。そんな時に絵を描くことに命を捨ててる暇はない（笑）一人の人が元気でいれば他の人を助けることができるんですよ。絵を描くために死んじゃったらそれきりですから。まずは自分が健康であること、そして働いた上に求められる運動のほうが自然であったり美があると私は思いますから。やっぱり人間は社会的な生き物だと思うんですね。くっついて必要とされて、お互いに元気になるっていう作用が整体の中にはあるから。そこにお金の介在はわかりません。でもそういう関係性が残ったところは生きていればずっと続くので、一緒にやっていける運動がおこなわれてくるはずだと思う。もっといえば芸術活動もそうですけど福祉も多くそういう問題を抱えてますから。特に障がい者の方がものをつくるとか、働く場所がないとか、あとは親子間で虐待があったり、そんな所で活動してる人たちが皆で共倒れになってて。だから必要なのは自分の限界を知ること、自分一人ではできないことをやってるという自覚を持つことだと思うので。そうすると、いっぱい頭下げられますから。いろんな人にお願いして、お手伝いして貰

**ベース**

**自分一人ではできないことをやってるという自覚を持つ**

う範囲を広げていって、知って貰うこと。でもまずは自分一人がある程度自立してることが背景にないとやっぱりくたびれてしまいますから、自立してるのは重要だと思います。

自立

**原田**　あまりにもお金がないからなんか楽しくないというか、本当にそれだけになっていくので……ていうのもあって仕事は必要だなあと思ってやってるんですけど、あの、与えるために。なんか与えるためにって言ったら偉そうな言い方になっちゃうけど。

与える

**川﨑**　そのあたりはお仕事すること自体が好きか嫌いかもあるんですけど、どうですか？

**原田**　好きですね。それも関わりと関係あると思うので。私は図書館で働いてるんですけど、今日もなんで遅れたかっていうと探してた本が見つからなくて延々と探してたんですけど（笑）図書館ていうものはどんな人でも利用できて、知的権利を保障する場所だと思ってるんです。だからもうできるだけ与えたいっていうか利用して貰いたいと思っていて、自分のものでもないから、そうやって喜んで貰えたりとか、その人に持ち帰ってもらえる、そういう様（さま）を見るのが好きなので、仕事っていうよりはそういうのを見たくてやってるところがあります。

## 実感としてお金を持つ

**川﨑**　与えるのが好きっていうのも一つ運動ですから。逆にちょっとケチの話もしちゃうと、自分への見込みが大きいか小さいかだけの問題だと思うんですね。で、自分はこんなもんだっていう枠はあくまで自分が決めてるだけなので、他の人からみたらもっとエネルギーを持ってる場合が多いです。だいたいは自分に対してのそれこそ価値づけ、あと批判。あの、社会がそうなので。自分に対して価値をつけるのが当たり前になってる。あと、いいか悪いかで決める、これも自分

ケチ

価値

の価値観ではないです。そうやって育てられてますからね。買い物なんかでも、それ買ってあげるから宿題やりなさいとかね、そういうことです。運動とお金とで小さい時から躾けられてますから、やはり大きくなった時にみっちり価値観で育ってるわけです。だけどその人が生まれて育っていく中には価値観は一切存在しません。その人の欲求としてやりたいことは沢山ある、これだけなんですね。だからそういう一切の思い込みに関しては疑って頂きたい。自分の価値観ではないかもしれないっていうことですね。私自身は、価値観の中に教育があると思ってますから。まずは母親とか父親の躾、その次に学校の教育があります。社会的に生きていく上でもある程度生産性を求められる中で生きてますから、国っていう中でね、そこの中の規格なんで、規格外になる場合が多いんですけど（笑）それも含めて自分の価値観とは違うものを持ってて、それが正しいと思ってるかもしれないということ。

**自分の価値観ではないかもしれない**

**鶴崎**　うん。

**川﨑**　もうちょっと違う話をすると、ある部族があるんですけど、そこでは四つまでしか数がないんです。四つ以上は必要ない。この価値観だと思うんです。必要であるものだけでよくて、それ以上は必要ない。そうすると私たちが今いる東京は大量に情報持ってますから、知らなくていいことも大量に持ってるはずなんです。これに費やす頭のエネルギーすごく大きいんですよ。いろんなこと知り過ぎちゃって、眠れない人いっぱいいます。でも知ってるだけで実感がないですから。こうやって街を歩いてても空想しながら歩いてる人いっぱいいるなって私はわかります。目の前にあるもの見ずに歩いてる人いっぱいいるので、足元がおぼつかない人多いですから。だからやっぱり自分の体に実感があるところから始めて頂いて、本当にそれが必要かどうかも考えて頂いて、お金も含めて。私はお金必要です（笑）使いたいです、それこそ。
**原田**　使いたいです、使い合いたいです。
**川﨑**　使い合いたいって（笑）あとは手感覚が大きくて、お金を持つことが重要なんですよね。整体の話をすると、野口整体を始めた野口さんは、お札をここ（腹の帯の間）に全部入れてました。
**原田**　はっ、それすっごいいいかも！
**川﨑**　千円札とかにしてね。一万円だと一枚だけど、ほら十枚になるでしょ。こんなになるわけですよ。お金はいっぱいあったほうが仲がいいから集まってくるっていう発想もあるし。
**鶴﨑**　ええっ!?
**全員**　（笑）
**原田**　あるある、寂しがりやだからある所に行くんだとかいって。
**川﨑**　自分の中の実感としてお金を持つっていうことですね。あとお金を使う時もそこから出すわけだから、いちいち手間じゃないですか。この手間が重要であって、あとは新札にしたりしてね。お年玉なんかでも綺麗だったりするじゃないですか。日本人そういうところ大事にしますから。やはりみなさん五十円なり百円なりっていうものも、ちょっとこう、実感として考えて頂くといいかもしれませんね。こんなところでそろそろ時間ですね。今日はみなさんどうもありがとうございました。

**手感覚**

**野口整体**
野口晴哉（のぐちはるちか）により提唱された整体法。活元運動、愉気法、体癖論から構成される。

**実感としてお金を持つ**

## コラム
# 食いっぱぐれない相

いままでに何度か手相をみて貰ったことがあるが、

みな決まって、
もう食いっぱぐれないから、お金のことは考えなくていい。
と言う。

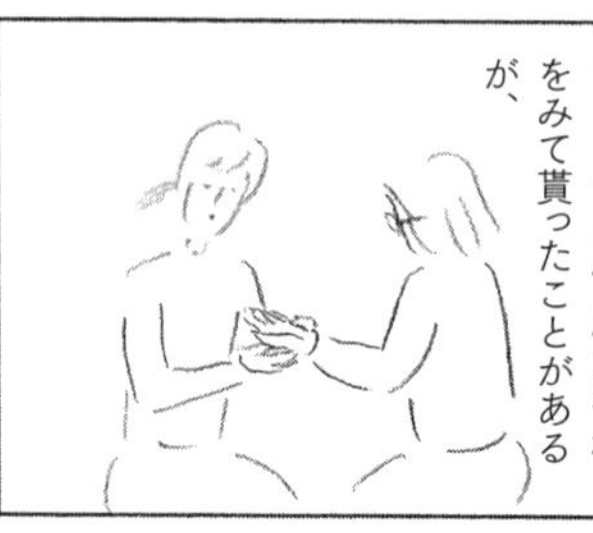

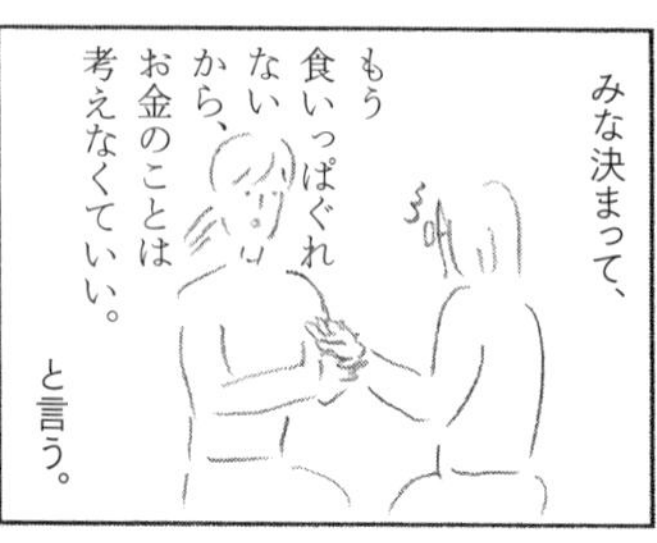

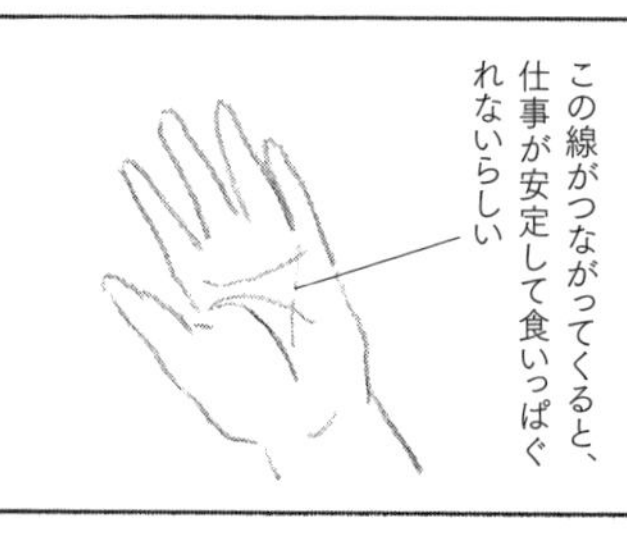

ワイ
ワイ
その言葉とは裏腹に、私は『お金の話』という本まで編集し、
カチャ
カチャ

ATM
あと二千円足りない…
不安定な収入ながら日々スレスレの遣り繰りをし、

母に二千円貸してとか言えない…
なんとか生き抜いているが、

今のところ食いっぱぐれていないことは事実だ。
ドキドキ
ハラハラ
食いっぱぐれないってこのこと…？

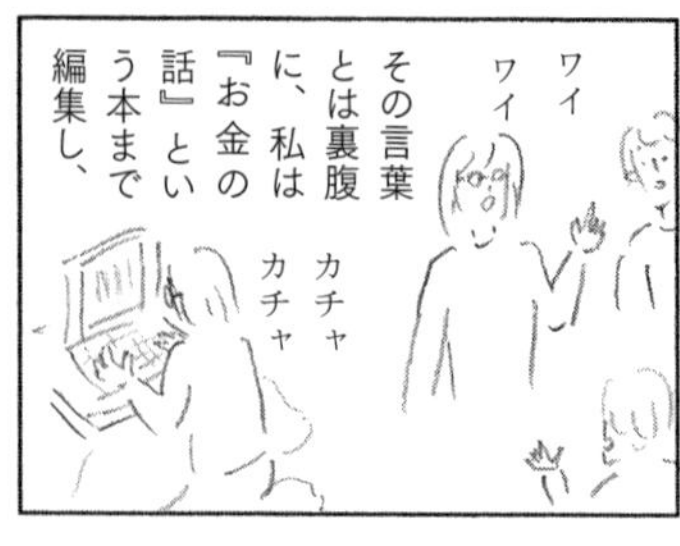

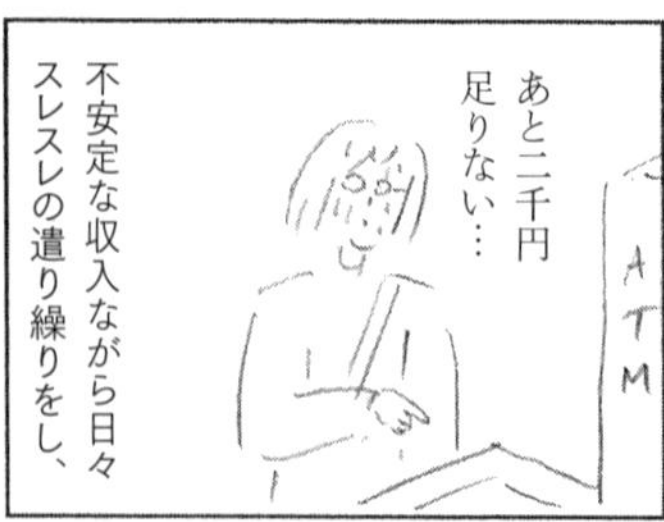

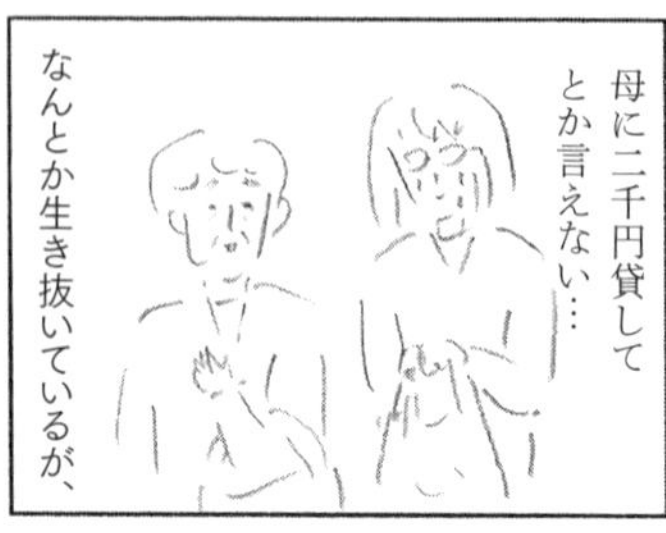

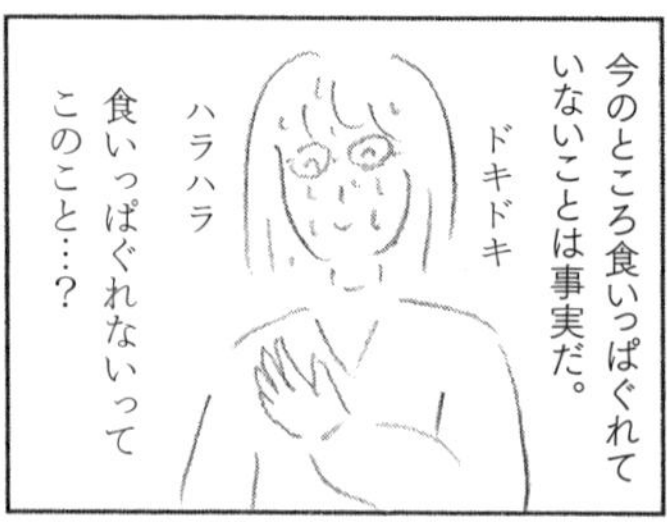

作：鶴崎いづみ

# お金は、まずは困ること

二〇二〇年一月十二日

対話　江頭尚子・川﨑智子・鶴崎いづみ・野上麻衣

## お金に困る

江頭　前に「路地と人」で話をしたところから、自分の生活とか金銭感覚、世の中も当時とは変わってきてるし、ちょっとまた改めて川﨑さんに、お金の話を聞いてみたいなって。

川﨑　そうですね。お金は、まずは困ることです。お金に困るっていう経験はとっても大切だと思います。お金に困ったことない人がいたとしたら、すこし、人間って何だろうなあって考えて欲しいと思いますね。どうしてかといったら、お金というもので色んなことが動いてるということに興味があるかないかっていうことだと思うんですよ。だから、お金があってもお金の使い方を知らない人もいるし、お金の使い方を知ってたら、なくても平気なところがある。だからといって清貧の思想とかいうけど、そういうのはありえません。なぜならお金が流通してる国に生きていて、お金によって支え合ってますから。だからお金は大切ですけれど、それによっていろんな制限を自分に持たせるような考え方から離れなければいけない。で、一番いいのはやはり、お金を使うことなんですよ。だから、お金を使うために働く、こういう働き方をしてもいい。前は、食べることとお金の関係の話をしたと思います。それがいちばん運動としてイコールになってわかりやすいし、実感があるからです。ちょっと前の日本人はみんなそうだったんですね。戦後、食べていけなくて、お父さんの給料日にみんなですき焼きだ〜っていうために働いてたわけで、そ

**お金に困る経験**

**清貧の思想**

**お金を使う**

れが喜びだったんだけど、あの、いまは生活がなくなってます。暮らしにお金を使う発想が消えかかっている。だけど暮らしている充実感が人間には重要なことで、もっというと、心っていうものがなくなってきてます。心は概念ですけれども、確かにある人にはある。だけどお金の中に価値っていう考えが出てきちゃうと、心を無視することがたくさんあるんですね。お金があれば何でも買えるっていう発想とか、嫌いだけど(笑)お金くれるから居るとか、そういうものは逆に心をなくしてしまう方向に行きます。人を取引でみるようになる。あと道具のようにみる。使える使えないっていうふうに考える。もうこれは、お金の使い方を間違っているということになりますね。だから、じゃあ自分はどうかなあ、お金を大切にしてるかなあ、っていうところからでいいと思うし、それから都市部で生活すると、みなさんほぼ毎日お金を使ってるはずです。使う経験なら小さい時からあるんだから、どう使えばいいかなって考えるといいんじゃないかなあ。あとは都市部になればなるほどお金をたくさん持ってる人向けのサービスと、お金がなくてもやっていかなきゃいけないような環境があってわかりづらくなってる。例えば一万円のディナーも売ってれば、カップラーメン百円で生活してる人もいて、同じように生きてますけど、でもこのカップラーメン百円の人が一万円の食事をしたいと思っても、できないこともあるでしょ?

**江頭**　うん。

**川﨑**　でも一日一万円ぐらいのディナーを食べてる人は、それだけ付き合いで使わなくちゃならない。つまりお金の大きさではないってことですね。生まれた時からみんなお金を使ってるんだから、まず使いましょうよ、そこからなんです。じゃあ使い方をどうやって学ぶかといったら、失敗して困ることからなんですけど、お金がない時どうしますか?

**心**

**使い方を間違っている**

**都市部**

江頭　節約するか、借りるか、働くか。

川﨑　うん、そうだと思います。だから、これをとにかくやってればいいわけ。自分で借りるか、あとは働いてお金を得るか。これもあの、マイナスからです。なぜなら、ある日成人したら国から請求書が来るでしょ？　税金払ってください。働いてもいないのに？　って(笑)　思うでしょ？　でも税金はみんながやっていくために払うもの、だけどいまお金がないんだったら言いに来なさい。そこからみんなお金に対してマイナスのイメージを持ってしまう。だけどお金は使わないと覚えない。じゃあ、お金があるってどういうことだろう。お金は自分でつくれますか？

江頭　つくれないです。

川﨑　そう、つまりつくれる人がいて、つくれる人が配ってるっていうのが国のお金の仕組みなんだから、お金を使うっていうのは最初から不自由なことが当たり前なんですよね。

江頭　そっか。相手のゲームのルールで戦わなきゃいけないみたいな。

川﨑　うん、それでいうとゲームではないですね。あなたはここで生まれたんだからこれでやっていってください、日本人としての権利もあるけど義務もあるよっていう、法律がある国にわれわれは生まれてるので、お金という紙がつねに渡される。もしくはマイナスのお金を渡されてる。それをどうするかって言われてるわけ。そしたら一番いいのはお金に詳しい人から仕組みを学ぶか、あと困った場合は国に訴えるかしかないですね。じゃあ稼いでる人はどうかっていったら、やっぱりお金と関係する仕事をしてたり、お金に困らないような家に生まれて仕組みまで教わってたり、つまりお金を使うことに慣れている環境の中で生活してる人にはあまり苦労はないということですね。お金で苦労をしている人は、お金の使い方を教わってもいないし、貯め方も教わっ

**お金がある**
**つくれる人が**
**配ってる**

てないし、困ることだけをずっと教わってます。つまり親からお金は酷いもんだとしか教わってないと思ってください（笑）

**江頭** （笑）

**川崎** だけど、だいたいはみんな自分で働き始めてお金を全部使っちゃったりして困りますよね。そこからだと思います。どんな所でも働けばいいんです。で、困ったらとにかく相談する。技術がいるようだったら技術を覚える。時給が安くて貧乏が嫌だっていうのは、ぜんぜん理由になりません、嫌なだけだから。だから働いてくださいとしか言いようがないですね（笑）

**江頭** そうですよね（笑）

**川崎** うん、そうなのよ。けっこう専業主婦の人にも多くて、働きたくない、このままがいいとかって。そういうお母さんたちと私がどうして話をするかというと、私の母が専業主婦で学歴もなかったので、自分の技術をなにも持たずに離婚したんですけど、全く世間のことを知らない。それでどういう目に遭うかっていったらもう色んなパターンがあります。専業主婦が働こうと思ったら、ほとんど大変な目にあいますから（笑）やっぱりそれを見てると、ああ女の人は使われてるだけで自分で生きていくような社会の仕組みは準備されてない。

**専業主婦**

**江頭** うん。

**川崎** そしたら、騙されたー！とか（笑）困ったー！っていって、働き始めるしかないんです。働けば働くほど、いろんなことがわかってきます。例えば時給三百円で働いた。人から見たら騙されてるとか、ブラックって言われるかもしれません。でもそれよりも、自分が働いたら三百円もらえたっていう発想が大事。これで何時間働いたら食べられる、これが基礎体力。まず自分が

**働けば働くほどいろんなことがわかってくる**

**基礎体力**

働いて収入を得る。それを続けた上で、これは困る、これではやっていけない、考えれば考えるほど、どうすればいいか真剣に悩みますから。お金に困った結果、働き方ができ上がってきます。働き方ができ上がってくれば、自分のお金に対しての執着がわかります。お金への執着がわかれば、お金に何を求めてるかがわかります。それさえわかっていれば、もしかしたらお金はたくさんはいらないかもしれないし、逆に大量にいる場合は頑張って働かないと得られないかもしれない。とにかく運動でいろんなことが加算されていく。それを全部プラスに考えていく。これをずっと続けるしかないんです。私あの、田舎にいた頃、茶摘みのバイトをしたことがあるんですけど、その当時一日働いて三千円でした。で、東京に出てきた時にマックの求人を見たら時給が七百円て書いてあって驚愕しましたけど(笑)でもたくさん働いても東京にいるとお金使っちゃうじゃん。なんでこんなになくなるんだよ、あれー?(笑)ここからは使い方を学ぶっていうことですね。

**使い方を学ぶ**

### 使い方を学ぶ

**銀行**

**川崎**　じゃあ使い方に関してはどういう人たちが得意かといったら、お金を貯めてるような仕組みの所に行く。貯金してる人に方法を聞くのもいいし、あと一番は、銀行って何?って考えるといいと思いますね。お金は銀行がすべて管理してますから、銀行とのお付き合いができるようになるといいんじゃないかなあ。昔はちょっとバイトするとなったら、じゃあ銀行に口座つくってくださいって言われてたんです。どこでも口座がつくれた。でも今はなかなかつくれないですね。

**鶴崎**　カードがつくれない話は聞きますけど、口座もつくれないんですか?

**川崎**　その人の身元がしっかりしてないと、口座がつくれないんです。例えば専業主婦の人が離婚したとしますね。それまでが無職の扱いだから銀行で通帳つくりたいんですって言っても、あなたはどういう人ですか？　となるから証明書がたくさん必要で、とても時間がかかる。もっというと住所がないとつくれないし、つまりその人のことを証明する鍵は、だいたいは銀行の信頼が握っていて、通帳があるかないかで人を判断するっていうところまで来ちゃっているので、まずは銀行に口座を持とう（笑）からかなあと思う。それで、バイトで働いてて半年ぐらいすると、こういうサービスもありますよってこう、ちゃんと通知が来る。銀行が決めてるんです。

**江頭**　この人にはこのサービスのお知らせはしないとか、この人にはこっちをお伝えするとか選別されてるわけですね。

**川崎**　そうそう。で、それを支配されてるとかって考えないことです。私が働いて銀行の口座にお金を持っているんだっていうふうに発想する。この考え方を持っとかないと、とても不安になるし、とても卑屈になります。

**江頭**　そうですね（笑）

**川崎**　みんな働いたから銀行から給与所得者ですねって言われているのであって、それだけで十分やれてるってことなんですけど、このことを誰も言ってくれない。だからまずは働いてみて、半年働けるっていうのがいいかなと思います。いまどき三ヵ月続くのは偉いねって言われるぐらいの時代です。だけど、三ヵ月働く、次に半年働く。半年働けばだいたいは一年働けます。給与所得者として一年働けたらだいたいは銀行は信用してくれます。あなたは何年働いてましたか？

**江頭**　六年半ぐらい。

**川崎**　だから、銀行からは信頼されてる人ということになりますね。もう一つ、日本の場合だったらそれが今どんどんクレジットカードに移ってきてます。現金よりもカードを使ってください。つまりその人の信用が大事。それもやっぱりお金をつくってる側が判断してるわけで、お金を使いたかったらその仕組みを否が応でも学ばないとならない。でも文系の人がお金を疑うところから学んでしまうと全部否定しちゃうわけです。で、最終的には田舎に行って畑を耕してしまいがちです。自給自足とか言い始めるんですけど、そうじゃなくて、どんなものでも価値の交換でやりとりしてるんだからお金と一緒だし、お金の問題じゃないっていうことです。じゃあどうやって使うかですけど、都会でいったら家賃がいちばん大変。どうして家賃が大変なんだろう。

**江頭**　土地自体にブランド力みたいな価値がついてしまってるから。

**川﨑**　そうですね。つまり東京、というより日本という所は、土地、動かないものでお金を動かすことが大事な国です。消費とか労働よりも、不動産屋さんとか、会社がやりとりしてるお金でみんな成り立っている、そうなりますね。だから家賃が高いから下げろとか、なかなか我々にはできないわけで、自分じゃコントロールできないお金が大きい。じゃあそこの中で私は何に一番お金を使いたいのかっていう発想をするといいんです。何にいちばんお金使いたいですか？

## 私は何に一番お金を使いたいのか

**江頭**　人と会ったりとか、関係していくことにかかるお金に対して、ケチケチしたくない。

**川﨑**　こうやってちゃんと具体的に出てくるんだから、そのために働けばいいだけ。さっき鶴﨑さんも言ってたでしょ？　作品をつくってそれを届けて喜んで貰うことで働きたい。すごく具体的なんです。ここまでわかってれば、まずは生きていける。今どうして生きていけるって言ったかっ

**クレジットカード**

**家賃**

**私は何に一番お金を使いたいのか**

ていったら、食べていけるかどうかはわかんないから（笑）

**鶴崎**　え、食べていかなくても生きていけますか？

**川﨑**　食べていかなくても生きていけます。つまりそういう人が画家だったらパトロンがいるから。あなたの作品を一生買い取りますっていう人がいたら、食べていけることになるでしょ？作品をつくる人はそうです。でも江頭さんが言ったのは、お付き合い、やりとり、そういうものにお金をケチケチせず使いたい。そういう職業を選べばいいわけ。まあ今やってる飲食なんかもそうですね。あとは物を介していろんなものを交流させる仕事もそうですし、とにかく人とやりとりして関わっていくような仕事をやれば、まずはその満足感があるから、食べていけるかどうかはわからないけど（笑）生きてはいける。だけど、こういう職業につきたいと思うと、いろいろと摩擦が出てきます。この仕事の収入はこれだけなくてはいけないだと、職業に自分を合わせるから辛いわけでしょ？だけど具体的に自分がやりたいことがわかっていて、そのために働こうと思えば職業は何でもいいんだから、お金のあるなしは関係ないのかなあと思います。いや私お金に興味がありますっていうことであれば、お金の勉強してくださいね。勉強には興味がないけど、お金に興味がある人はお金持ちになりたいんだから、まず就職するところから。

**江頭**　うん。

**川﨑**　でもさっき言ったみたいに銀行はそんなに怖い所ではないので（笑）クレジットカードも使ってみて、失敗もしてみてください（笑）そういうのを色々やってみると、自分が何を一番に考えて生活してるかまでいきます。さっきはお金をケチケチしたくないだったでしょ？次はどういう生活をしたいかがみえてくるっていうことですね。どういう生活したいですか？

**どういう生活をしたいか**

江頭　実感が持てるような生活がしたいです。いまご飯つくってるとか、食べてるとか、一つ一つの生活の中の出来事をちゃんと実感できる心の余裕と、時間の余裕が欲しいです。

川﨑　お金の話をしてたのに時間が出てきたでしょ？　だから時間とお金が関係あるわけで、ここも切り離さないといけないんですね。何時間働く生活じゃないと生きていけないってみんな思ってます。だけどさっき言ったように人がいなくても、買いだ！　売りだ！　って言って（笑）お金でお金の取引をやってる所では労働時間は一分とか（笑）そういう場合もあるのね。あとは例えば野球選手とか、年俸で働いてる人がいます。つまりその人しかいない、付加価値っていう言い方をしますけど、もっというとお金もつかないのは人間国宝になりますから（笑）まあそうなると、今度は時間とお金を考えて、生活を考える。人間としてみんな尊重しましょうって言われてる国にわれわれ生まれてるので、逆の話をすると、働けなくなったときは生活保護を受けましょう。これは覚えといてください。そういう国に生まれてることをちょっとありがたいなと思うといいかもしれません。でも生活保護の支給額よりも少ないお金で生活してる人もたくさんいますから、それも自由です。そういう環境が日本にはあるので、あとは何に困るか、それだけだと思います。充実したいなんていうのは大きい野望でもないじゃない？

江頭　はい（笑）

川﨑　世界一周を毎年やりたいとかさ、そういうことでもないでしょ？　それでいうと、具体的にやれた上で計算できるものなんですね。そう考えると、これぐらいの生活に私はこれぐらいお金が必要で、それをキープするっていうのが次の基礎的な生活力になります。

**時間**

**年俸**

**人間国宝**

**生活保護**

**生活力**

## 生活力をつけましょう

川﨑　例えばいま塩一キロいくら？

江頭　百六十八円。

川﨑　いいとこですね、こういうとこです。じゃあ、みかんはいま一ネットSサイズいくら？

鶴﨑　四百円？

川﨑　近い。こういうものが生活力で、これぐらいならこれくらいする。じゃあ、みかん一個買えますか？

鶴﨑　みかん一個で売ってないですよね？

川﨑　でしょ？でもだからって、そこの人にみかん一個くれ！とか言わないでしょ？（笑）

江頭　そんな勇気はない（笑）

## 買わされてる

川﨑　勇気ないでしょ？でもこれが買わされてることになっちゃってるから、なかったら買えないわけですよ。それがいまのお金の使い方のキャパの狭さで、買えるようになってないんです。八百屋さんで、一個で売れるかどうかは聞いてもいいことです。売ってるものはそのままそうなんだって思わないこと。生活力をつけていくっていうことですね。生活力があれば、一人だろうが家族だろうがやっていけます。私ずっと貧乏ですけどそこだけは自信がありますね（笑）元夫と二人で月の食費が一万円だったことがあります。向こうはあと一万酒代に使ってましたから（笑）つまり二人でひと月十五万円ぐらいでやってました。

鶴﨑　私、生活力ないです。正月もお金なさそうにしてたら会う人会う人がおごってくれて。

川﨑　うん、だから生活力ってそれぞれ違う。逆に生活の細かい所がわかれば、お金の仕組みもわかってきますから。自分がどういう生活をしてるかがわかれば、どこでもやっていける。例えば私、自分の生活力からしたらはるかに高い家賃のところに住んでます。でもそういう換算をしなくてもやっていける。つまり長く住んでると、長く住んでる信用が生まれる。転々と引っ越してる人にはお金貸してくれません。日本はほんとうに不動産なんです。ぜんぶ土地信用。だから不動産屋さんの子供たち、話聞いてみるとすごい考え方だから、お金の使い方が全然違う。

**鶴崎**　全く困ってないってことですか?

**川崎**　まったく困ってない。現金持たない。全部カード(笑)　生活力もあんまりないよね。物の値段わかんないでやっていけるから、さっきみたいに百六十八円! なんて(笑)　生々しいことは言わない。え? 塩って? ぐらいのもので、塩にも関心ないです。

**江頭**　確かに自分で塩買わなそうですもんね。

**川崎**　買うことない。全部クレジットカードだし、カードも何枚かあるだろうし、あともっというとツケでも食べられるかもね。ああ、あそこの息子さんだからいいですよって言われるかもしれないし。そういうふうにもうあの、なっちゃってんのよ(笑)　やっぱりこれは才能だから、さっさと諦めて、それよりは生活力をつけましょう。生活力は必ず死ぬまで残りますから。もっというと生活力があればあまり病気をしないので。やっぱりあの、カツカツで食べていくことに必死で病気する暇がないのでね、貧乏な人ほど体が丈夫なんです。お金があると痛風とか、脳梗塞になっちゃったり、あと付き合いで食べて体壊す。お金持ちになればそれなりの負担がある。一人分じゃないお金を持つっていうのも大変なことです。なってみたいなあってみんな思うかもしれないけど(笑)　じゃあ自分はどうしたいかです。私は十七、八で絵で食べていきたいって考えちゃっ

**貧乏な人ほど体が丈夫**

たから、もういろんなことを諦めますよね。その職業なりのお金の使い方になる。あとは親の借金を背負わされた子とかもいます。でも、マイナスからでもちゃんと財産です。交渉することを学んだり、お金の使い方を学ぶ機会になります。ですので、お金がマイナスでもプラスでも日本だったら生きていけるっていうことをお伝えしておきます。どうですか?

**江頭**　以前お金の話を聞いてたときの自分には、お金に対する悶々とした感情的なものが分厚くあったんだなっていうのを、いまは俯瞰して見られる感じがしました。

**川﨑**　そうですね。そしてそういう環境に生まれてることは自分では選べないっていうことです。つまり親のお金の価値観がとても大きいので、親がお金に汚ければ子供はそういうふうに育てられちゃうし、お金を使えば幸せになるんだよっていうふうに育てられれば疑いもなくそうやって使うでしょう。うちの親は両方とも散々ですから(笑)だけど、同時にお金以外のものでも生きていけるんだよっていう方法を学ぶ機会がありました。芸術っていう世界はそうだから。それで生き抜くのはなかなか大変ですけれども、自由っていうものですね。でも、どんな人にも大事なのは生活力だけ。生活力ないなといま思った人(笑)そういう人はさっき話したようにとても恵まれています。ですからこの恵まれた分をどうすればいいですか?

**親のお金の価値観**

**芸術**

**鶴崎**　施す。

**川﨑**　(笑)そうですね。つまりあなたが働くことが施すことです。あなたが働けば働くほど、そのお金は誰かを助けてます。だから働きたくない人になって欲しくないっていうのはそういうことです。お金がなくても働かない人いるし、お金があっても働く人もいますけど、働くっていうのは前から話してるように運動ですから(笑)どんな運動してもいいので、自分が動くときに、もう一つ、誰かのことを考えて働くっていうことですよね。どうですか？

**野上**　恵まれてるなっていうのは、わかってて、まあ両親だったり、育ってきた環境だったり、何かあっても頼れるとか、そこがあっての今の自分の生活だなって思って。ただそこが働くこととつながるっていうのは、ちょっとわかってなかったかな。塩の値段知らないなあとか、漠然と買い物してたり、そういうのも含めて最近やっと、今までは自動的にお金が入ってきてたところから今度はそうじゃない働き方になって、働いた分だけ時給で入ってくるとなると、あ、今月祝日が多いから少なくなるんだあとか、そういうのも全然いままでわからなくて。ああ、母のケチなところも引き継いでるな、逆に節約したりとかは学んでたなとか。あと父のほうは全くお金に関心なかったから、パアッて旅行とかに使っちゃうところも自分はまた引き継いでて、ほんとうに知らないうちに親のそういうところを見ながら育ってるんだなあって、いまの話を聞きながら。

## 騙される

**川崎**　どうやって生きていきたいのかなっていうところまでお金が食い込んじゃってますから。でもそれさえ自由なんだから、いいんですよ、お金とどんな付き合い方をしても。できれば悪いことしないっていうことだけかなあ（笑）あとはね、逆にお金に一生懸命になっちゃったり、ケチになっちゃうと困っちゃうのは、騙される可能性があるっていうことです。それよりは自分の生き方こうしたいなーと思ってあまりお金に関心なく使ってるほうが、あんまりそういう目にあわないかなあ。私、何度か騙されてますから。どういう時に騙されてるかっていったらやっぱり一生懸命な時なんです。こういうことやりたいとか、自分のことしか考えてないとき騙されます。自分が自分に集中すると見えない所で凝り固まっちゃうんだなっていうことに気がついて。あとまあ商売もちょっとやったりもしましたからね、そうするとわかることがあるので。

**鶴崎**　うん。

**川﨑**　働き方もね、商売が向いてるのかなあとか、サラリーマンが向いてるのかなあとか、芸術家みたいにお金のこと考えないで生きていくのかなあとか、色々あっていいんですよ。だけど、どんな生き方の中にもお金の使い方はあって、それなりに生活力があればやっていけます。さっきの話も、元夫はミュージシャンだから、私も絵を描いてたから食費が月一万でもやれたわけ。それよりはずっとギターを弾いてたりずっと詩を書いてるほうがいいんだから。だけど、お付き合いがあるからここでランチしたいなとか、映画を見に行きたいなとか、そしたら働けばいいじゃん。私がいま一番大事なことは何だろうかまでいきます。そしてみんなそれぞれもう大人になれてる。つまりここまでやってこれた上でいま生きていけてるし、家賃も一応払えてるんでしょ？その上でお金をどう使うかなあです。これは自分への投資っていう言い方をする。もっというと、自分の可能性って何だろうっていうところを見極めたい。そのために働くってことです。可能性なんだから、自分が今までやったことないことをやってみると、お金が変わる。

**鶴崎**　うーん。

**川﨑**　例えば私の母は金の卵っていって、中卒ですぐ九州から東京に出てきていろんな仕事をして、最終的に何をやったかっていったらスナックのママさん。それはやったことないことで、専業主婦からそれをやり始めましたから、できるものなんですよ。しかも働くとお金が貯まるでしょ？どうやって貯めてたか。元が主婦だから、五百円ずつ貯めてた(笑)主婦感覚ってこれだから辛

**私がいま一番大事なことは何だろう**

**可能性**

**主婦感覚**

いのよね。主婦が商売始めるとほんとにひどい目にあったり騙される人がいっぱいいます。それで五百円ずつ貯めて、私に会いに上京してました。こんなに働くとは思わなかったって言ってて、本人働きたくない人間だったから（笑）

**鶴崎**　でも上手くいったっていうことですかね。

**川崎**　お客さんが来てたからね。十年間やってたから、最終的にはもう来たい人しか入れないし、好きな曲しかかけないし、クラシックが好きな人が飲みたいときにプライベートで来るお店になりましたね。そういうのが田舎にないんで。

**鶴崎**　贅沢なお店ですね。

**川崎**　贅沢ですよね。でもそれができたのは、来てくれる方があったおかげで成り立ったから、どんなに辛くても週六お店を開けてましたけど、やっぱり働けるようになるものです。できないじゃなくてやる。毎日やる。やってたらやれるようになるのかなあと思うので。やっぱりそういう意味で働きたくないっていう人は、私はちょっと心配になります（笑）何もやらないで二十代三十代過ごしてる人を見ると、騙されることが多いからね。だっていちばん騙されるから、主婦が（笑）なので、何でもやってみた上で職業をもっと具体的にしていけば、今度はその職業のお給料がいくらぐらいかがわかるから、もうあとは、それに合わせて生活すればいいでしょ？家賃に合わせて生活しなくてもいいでしょ？お金のことに関しては、成長したいなと思ってもらうしかないかなあ。騙されないように（笑）

**江頭**　うん、そうですね（笑）

# お金はつくられたもの

二〇二〇年三月二十二日
対話　江頭尚子・川﨑智子・鶴崎いづみ

## つくる人たちにとってのお金

**鶴崎**　お金の話をもっとしてみたいなと思って、お金の話ってなかなか人とすることないじゃないですか。困ってても一人で抱え込みがちだったり、あとは私も含め美術に関わる人たちは、制作と生活のバランスがとれなくて苦しんでる人が多いなあと感じて、そういう話を川﨑さんとした時に、それはあなた、美術系の人は世間知らずですからっていう話になって、ハッとすることがある。その辺のことも話せたらなあと思っています。

**川﨑**　（笑）その、今ここでお話に参加して頂いてる方は、美術に関わる、芸術に関わるっていっていいと思うんですけど、それと、どうして整体なのかっていうことですよね（笑）あの、整体の中に一つの見方があるんですけど、それが調和と関係があるからなんですよね。調和っていうのは規則性があるもの。あと体の中のそういう動きをみる。それ以外にあまりあの、関心がない。そうするとちょっと、芸術と共有できるところがあるんですね。調和の現れとして芸術作品とか、活動があったりします。あと、整体の中では美をとても肯定してます。どうしてかといったら美というところに健康がある。そういうふうにあの、考えてるんではなくて、感じてるからです。健康であるところからの美ということになるので、苦しむっていうのは考えられないんですね。あと不安なところから芸術活動があるのかどうかっていうのは、ほんとにわからないと思い

世間知らず

芸術

整体

調和

美

健康

ます。そして整体では、お金も規則性があって動いてるものという見方をするので、どこかわかるところがある。それと、さすがにお金ってあの、そこらへんに生えてませんよね（笑）

**鶴崎**　生えてたら抜きたい（笑）

### お金はつくられたもの

**川崎**　（笑）つまり、誰がつくったんですか？っていう問題ですね。あとここでお話しているのは美術芸術と関わる人たちなんだから、つくる人たちにとって、お金はつくられたものだということですね。だからとっても相性が悪いんです（笑）

**鶴崎**　うんうん。

**川崎**　だからものをつくる人たちのお金との関係っていうのは、お金の中に創造性を見出さない限りは、なかなかこう、働きかけがうまくいかないと感じてる人が多いし、制作することと生活がうまくいかないっていうふうに考えちゃう。つまりものを分けて考えてしまうっていうことですけど、ここでまず、分けて考えて健康ですか？

**江頭**　なんか引き裂かれてるような感じがする（笑）

**川崎**　（爆笑）引き裂かれてる！どうですか？

### 不健康

**鶴崎**　その引き裂かれてることで不健康になってる人がいっぱいいるなって。

**川崎**　そういう言葉を使うのは、実際にものをつくるためには材料にお金を使わなきゃいけないからでしょ？ないところから生み出すわけじゃなくて、既にあるものから何かつくろうとするとお金を使う行為がある。それは不健康でもいいような活動なんだろうか？

**鶴崎**　不健康な魅力を持った作品ていうのは確かにある、感じがします。

**川崎**　うん。ここで大きいのはあの、つげ義春さんていう方がいて、私小説みたいに自分のことを漫画にする人ですけど、もう背景からして貧乏で（笑）貧乏をどう捉えるかもあるんですよね。今みんなが感じてるような不安感て、貧困ていう言い方をします。貧しくて困ってる。だけど、貧しくても健康は成り立つんですよ。逆に不健康な状態に持っていって作品をつくる人たちもいますね。だから、何か魅力はあるかもしれないけれど、あくまで何かの反例があっての話だと思ってて、やっぱり規則性とか調和がないと思うんです。だから貧しいっていうことと、お金がないっていうことは関係がないし、お金がないと生きていけないっていうのは成り立たないと思うんです。で、私はお金は自分の持ち物じゃないと考えてます。なぜなら私がつくってないんで（笑）銀行にお金をつくる権利があって、我々お金つくれないんだからさ、もうここだけで納得すればいいと思うんだよね。だけど、ものをつくる人たちは、とにかくものをつくるために時間を費やしたいでしょ？　働く時間を持つなっていうふうに教わってるんです。

**貧困**

**江頭**　うん。

**川﨑**　（笑）あの、だけど、日本の社会ではなんて言われますか？

**江頭**　怠け者とか、働かざるもの食うべからずって言われますね。

**川﨑**　そう。労働はみんながおこなうのが当たり前だっていう考え方がいまだにあるっていうことですね。だけど、労働と、お金を得ることも離れてるわけだから、労働の価値を生み出すためにお金を流通させてるわけです。じゃあ自分は労働するかどうかです。労働しますか？

**労働**

**鶴崎**　最近ずっと働いてる暇なんかないって言ってるんですけど……まあ家賃払うためには労働してますけど、ジレンマがあります。

## 世間知らず

**川崎**　（笑）うん、それでその、世間知らずっていう話をもうしちゃいましたから、あなたはものをつくってなさい、そうやって生きてきた人が大人になって、そこから働けるかどうかっていう体力の問題ですね。だから作品を売ったお金で食べていく以外にないわけで、でもそういう人はあまりいないですよね。なのでまずは、自分がつくるものにどうやってお金を発生させるのかっていう考え方を持てる人が生計にしていけると。でも、お二人とも美術の大学にいて、どうやって食べられるようにしていくかっていうところまで教わりましたか？

**世間知らず**

**鶴崎**　純粋にいい作品をつくるとか、取り組み方とか考え方とか、そういうことは教わるし、心から共感するんですけど、じゃあどうやって生活と、お金の折り合いをつけていこうかっていう話はまったく、教育としてはなかったです。

**川崎**　だから、そこから始めなきゃいけないですよね。専門性が高くなればなるほど食べられないっていうのは研究職の人もそんなところがありますよね。専門を学べば学ぶほど一般と離れていっちゃうわけだからさ。じゃあどうすればいいのか。みんながそれぞれオリジナルにお金をつくっていいのかといったら（笑）もう決まったお金しか流通してないんだから、どうやってそこに自分が参加するかだと思います。じゃあ整体ではどうなのか。整体ではお金を体力としてみてます。体力を養っていけば食べられるようになるっていう考えですね。もっというと、マイナスから始まる人もたくさんいます。つまりお金がないっていうのはフラットな状態をいうんですけど、生まれた時にすでに借金を抱えてるお家に生まれたらどうですか？

**体力**

**マイナス**

**江頭**　ああ……それはもうマイナス……

川崎　例えばマイナス一億円のお家に生まれたら、返していくために生きるっていう発想でしょ？だけどプラス一億円稼いでて、一億円マイナスだったら、やっぱりお金がないってことよね？

江頭　暮らしていく分が残らないっていうことですか？

川崎　そうそう。だからお家にお金があるかないかは、これもやっぱり関係がないですね。マイナスのお家に生まれたことを否定的にみるか、逆に、一億も借金できる家に生まれたんだって（笑）超ポジティブですけど、どう考えるかによって全然違うっていうのは整体の見方です。例えば借金もできないしお金も稼げない、これはほんとに体力がないです。つまり年金生活の人、それでも日本だと生きていける、それだけ恵まれた国です。お金がなくても困らないっていうのはそういうことなんですけど。そうすると自分のお父さんお母さんはどうですか？

江頭　お金に追いかけられてるような（笑）姿を見てきて、自分も今そういうふうになりがち。

川崎　うん。だからお金と困ったをくっつけてる家に生まれれば、ずっと困りもんだと思って生きてることになります。だから私、家にお金があっても、困った困ったってずっとお金のことを考えてる人いっぱい見てます。お金があるのに困ってるんですよ。だから、困ることと貧乏は関係がないので（笑）そういう意味で、芸術家はどういう人たちかです。

**困ることと貧乏は関係がない**

鶴崎　よく川崎さんが言うのは、美大に行ってる時点でお金持ちの家に生まれてますよって。

川崎　そうなんです。もう美術の大学に行ってる段階で困ってないのに、困ってると勘違いしてる人がたくさんいるっていうことですね。考えなくても、そこまでいられたってことです。

江頭　たしかに（笑）

鶴崎　自分で考えなきゃいけない段階になって困ってる。

川﨑　そうです。今やっとお金に対して不足を感じるようになって、それまではお父さんやお母さんにある程度依存して、考えなくてもいい環境を当然だと思ってた。でもさっき言ったようにマイナス一億円のお家もあるんですから、それを気にするか気にしないかだけの話なんです（笑）あの、そこでやっぱり芸術って何かわかると思います。つまりお金と関係のないことをするっていう生き方はとても特殊で、一般的ではなくて、それに気がつくために苦しいだけなんだから、芸術やめればいいだけです。これしかやれないっていう考え方から離れてみれば仕組みがわかってくる。例えばスポーツもそうです。体を壊した時どうしようか、なんです。プロの選手たちは寿命が短いですよね。そういうふうに、自分の体とそういうものとの距離感がわかってくることが大事だし、お金をなくしてからだとは思います。それをどういうふうに捉えるか。お金がないと生きていけないんだから、芸術と関係ないわけでしょ？　働く体なんだから働けばよくて（笑）芸術から離れればいいんですよ。お金がなくて生きていけないっていう苦しさを感じる人は、芸術のほうから、もうさよならしたほうがいいよって言われてるわけ。

**芸術**

鶴崎　ああ……

川﨑　それに気がつかないとずうっとしがみついてしまうわけで、それさえもそのままです。まあもっとハッキリ言っちゃうと、この絵の具がないと絵が描けないんだっていう人は下手なわけでしょ？　道具に頼っちゃってるわけで。だからこれは芸術じゃないです。体の中の働きでみるとそうなんです。だって整体は自分の体を使って色んなことを変えていこうっていう働きだけをみるから、道具に頼れないんです。道具がなくてもやれることとも言えますよね。そこが一番その、整体と芸術が近いところなんですよ。芸術家の人たちの頭の中みんな自由でしょ？　私は整体は芸

**整体**

術だと思っているんですけど、偏見がないんです。芸術家のいいところは一つも偏見がないところです。お金にさえ偏見ない。あと、良い悪いの偏見もない。国にも偏見がない。活動にも偏見がない。そのかわりとても柔軟じゃないといけないですよね。お金がなかったらなかったなりに、あったらあったなりに生活できる体力があります。

## 手っとり早くは体においてはない

**江頭**　体力ってどういうものですか？　その、最初に体力のお話をされた時には、体力があるから働ける、体力がないから働けないっていうふうに自分の中で紐づけて捉えてたんですけど、でも、もうすこし複雑なことをおっしゃってるような気がして。

**川崎**　そうですね。まず、みんな生まれるお家は選べないじゃないですか。だけど、その子の体力は自分が思ってる以上にあるっていうのが整体の見方です。潜在体力っていう言い方をするんですけど、例えば今みたいに色んなことが起こってる時にですね、自分はどう活動してるか。整体では咄嗟が大事で、こういう時に力が出る人もいるんです。つまりそうならないと自分の体力に気がつかない。で、知らずに蓄えてる体力を全部出していくと、からだ全体にあるものが変わってくる。何でもいいからまず自分が自発性をもって何かをおこなうと、おこなった分だけ成長があると思ってください。周りがやってくれないっていう状態には体力はないですけど、やってみるとやっただけの体力がついて、現実的に体をつくっていく。例えば時給が五百円だったとしても、働いたら必ず五百円分の体力がついてるんです。でも、なんだ五百円しか働けないのかって思う。これは運動じゃなくて、働かされているので消費になっちゃうわけ。ここには大きな差がありま

**体力**

**潜在体力**

**咄嗟**

**消費**

す。自分がやることはすべて自分への働きから始まるし、働いた結果得るお金は金額じゃなくて体力になってる。そうやって働ける体には条件があります。不健康ではないってことですね。だけどみんな不健康から働こうとするから不健康な仕事ばっかりやるわけで（笑）最終的に体を壊してるだけです。今までに美術系の方から相談があったのは、大学の学費が高くて奨学金なんか貰（もら）ってると、卒業してもお金を返さなきゃいけないでしょ？　手っとり早い仕事がいいと思って水商売を始める。結果的にお金を使っちゃうわけ。手っとり早いから自分の運動に見合ってなくて体を壊すんです。もっとよくないのは、そのあと体が不健康を保っちゃうわけ。そうすると常に、して貰いたい体になっていくので、自発性がどんどんなくなって、つくるところからも離れていって、創造性もなくなって、最終的に体力なんとかしなさいよってポッと手渡されるのが病気です。だから素直に働かないと病気になるし、病気は体の偏りと関係がありますから、何件かそういう相談を受けたときに、手っとり早くは体においてはないと思って、自分が健康か不健康かわからなくなっている場合はもう働けない体だから、働けませんて言って、働かない生き方をする。

**江頭**　そうすると体力がちょっとずつ充電されて、また働けるようになっていくんですか？

**川崎**　それはもう全然わかりません。だって自分の健康に気がつかない人って、周りがあなた病気ですよって言っても、いやいやって人から言われたこともわからないですから、不健康なまま死んじゃう場合もあります。やはり自分の体力をどう使っていくかは、周りに合わせることじゃないということ。芸術とかに合わせる必要なんてないですから。それよりは、ああ今日プリン食べたいと思ったら、プリンを食べるために働くほうが健康になりますから。こちらのほうが素直な体だと感じてるし、そういう働き方を芸術の人もできると思います。そして健康的に働いてる

**不健康**

**手っとり早い**

**病気**

**手っとり早くは体においてはない**

方は、芸術の枠をはみ出てるはずです。一般の方と同じだと思うし、特別な意識もないし、社会活動されてる方も多いだろうし、話が合いますし、まあ、そういうことになっていくよね。

**鶴崎**　わたし最近、まあコロナの影響なくても持っているお金は少ないんですけど（笑）お金をもうちょっと増やそうかなと思ってアルバイト求人情報誌をずっと見るんですけど、なんにも応募する気が起きなくて、合わない仕事をしようとするのは諦めました。

**川﨑**　（笑）ここで大事な点は、芸術とも世間知らずとも関係なくて、お金に不安があるかどうかと関係があります。お金があっても不安な人は不安だし、お金がなくても不安を持たない人もいるので、あとは困るかどうかだけですよ。いま困ってないんだったらいいんじゃない？やっぱりお金のために働くっていう発想が曖昧な労働になると思って。あとは三人とも芸術活動なんだから、お金を生み出す、そういう職種だと思って貰うといいかなあと思います。自分がつくってるものに価値があることに気がつくことですね。二人とも大学行ってたときに早く作家活動しなさいって言われたかもしれません。それは食べていけるから。だからできるだけ発表して、感想をもらって、失敗もして、運動としてお金を使ってください。そしたらそのうち生活することは、自分が働くことでもっと生き生きできるんだっていうふうに変わってくるからさ。

**お金を生み出す**

## やりがい搾取

**江頭**　一つ気になってるのが、やりがい搾取っていう言葉があって、たぶん、お金のことをよく知ってる人と、知らない人との間に起きるギャップがそういう状態を生んでいるのかなって私は思ってるんですけど、美術の大学に行って、できることは色々あるのに安い労働力として、好き

**やりがい搾取**

な絵を描けてるんだから安い給料で働いてくれってこう、削られるような働き方をしてる人。それは福祉系のお仕事とかも、子供が好きだからとか、そういう気持ちを搾取して、あんまりお給料払わないみたいな。それはやっぱり個人個人がお金を勉強して自分を守っていくことが必要だと思うんですけど、でもそれと、自分が五百円働いたら五百円分の体力がつくっていうことは、どういうふうに両立していくんだろうって。

**川﨑**　それは両立することではなくて、実際に五百円働くだけでわかることです。自分がやり始めたところからお金が増えていくっていうことを実感しなきゃならないんです。だから、お金をつくることとお金を使うことは、同時に起きてるけれども全然違うんです。で、お金を使う運動のほうが多い人は使う体をしているので、もっと働けばいいだけのことなんです。それをやっぱりごまかすからね。効率よく働こうとかさあ(笑) 時給が高いところで働こうとするから、使う運動の速度とのギャップによって、壊れていっちゃうわけ。

**江頭**　ああ〜

**女性**

**川﨑**　それで、そのやりがい搾取の問題ですけれども、これはちょっと性的な問題がありますね。とくに日本の女性は、自分の身の回りで現実的にお金を使う使い方以外をあまり教わらない。あと疑問に思わない。そういう意味で不自由に使ってる人が多くて、自分のお金を使う意識を育てるところからなんですけど、つまり自立してない女性が多いっていうことです。もっというと私は芸術系は性差別が大きいなって最近わかるようになりましたね。漫画の世界を見てもよくわかるように、少女漫画のほうがみんなお話も上手いでしょ？　どうしてかといったら日本の女性の体の感受性が物語に向いてるわけで。でもそれは認められないからやりがい搾取が起きる。女性の関わる仕事は現実的で身近な仕事が多いですから、お金の換算に上らないような仕組みを社会的につくっちゃってるわけで、だから専業主婦っていうものが今でも成り立ってて。でも言い方を変えれば無職っていうことになっちゃいますから、おかしな話でね。で、美術もたぶん、私が子供の時から見てても、絵が上手いのは女の子が多かったから。

**江頭**　ああー

**川﨑**　美術部も女子が多いんだから大学でも女子が多いはずだし、そしたら就職しても女の人がたくさんいるはずでしょ？　でも実際には、どこかで何かがどうにかなってるわけで、そこらへんをぶち抜くっていう意味ではみなさん早く作家活動されたほうが（笑）もっというと美術の才能なんていうのは小学生の頃から決まっちゃってるから、早くに気づいて早く作家活動を始めたほうがいいと思う。音楽はとっても早いんですよ。だけど美術はほんと、女の人はみんな漫画家になっちゃってるしね。芸術はもう、なくなるかもね（笑）だからこれはほんとに、好きなことやってるんだからでは全然成立しないので、自分からこれにはこれだけの値段がしますっていうのを提示していくプロ意識を持つことのほうが先かなあ。黙ってても仕方がないから。

**江頭**　うん。

**川﨑**　やりがい搾取に関しては、搾取される前に声を上げようってことでいいですかね？（笑）

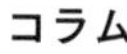

コラム

# 円とウォン

数年前、韓国人の友達ができたことをきっかけに、

半年間、韓国語を習ったことがある。
아 이 우 에

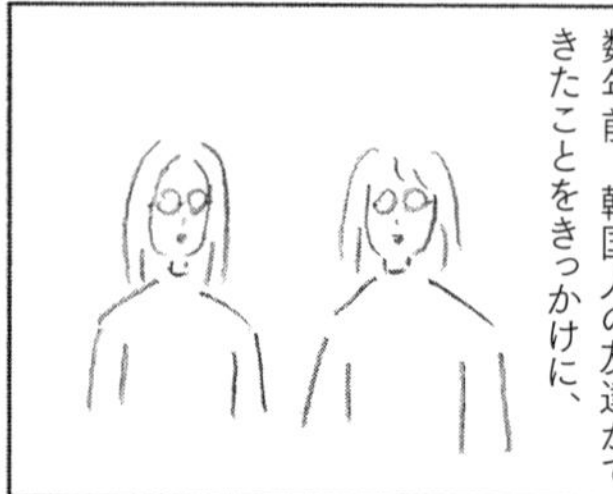

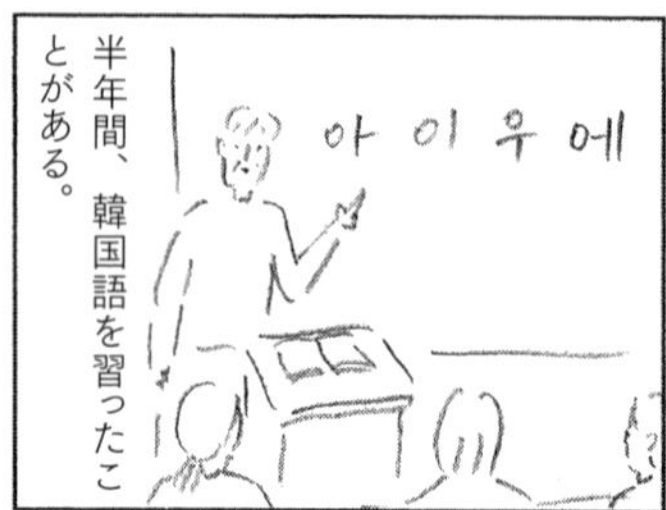

面白かったのは、日本語と韓国語には発音の似通った言葉がたくさんあり、

チキュウ 地球 ― 지구 チグ
リユウ 理由 ― 이유 イユ
シ 詩 ― 시 シ
コクミン 国民 ― 국민 クンミン

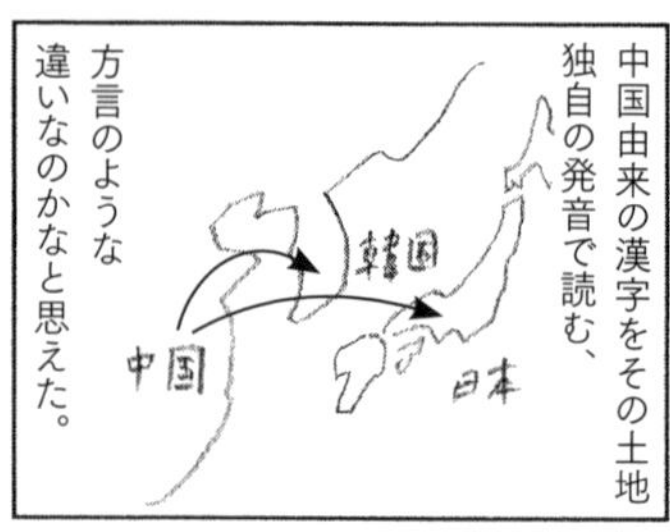


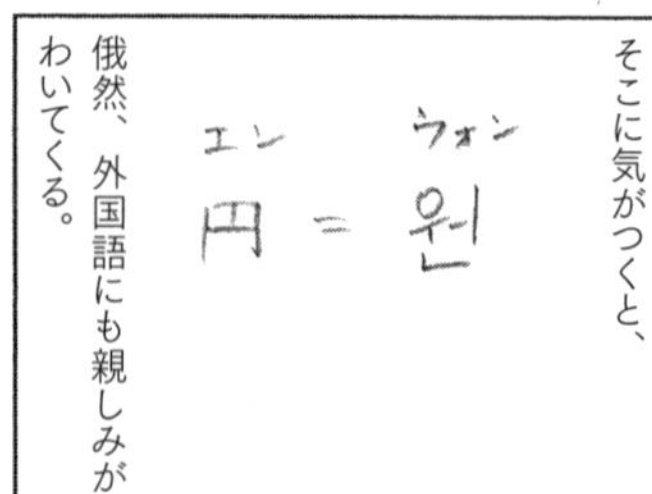

話は飛ぶが、以前ソウルに行った時、ソウルの人は皆とても厚くもてなしてくれ、一度も自分で夕飯代を出すことはなかった。

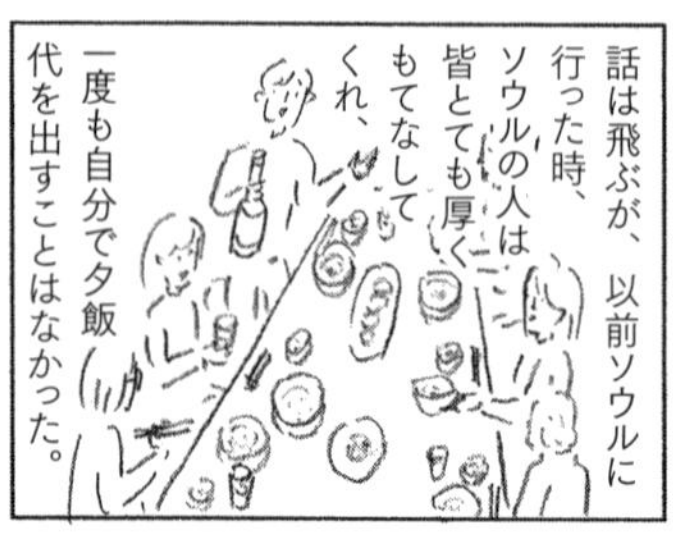

飛行機が遅れ深夜に宿までタクシーに乗った上、車内にスマホを忘れて届けて貰った↓

あと三万ウォンね！
（※三千円）

ちなみに三泊四日のこの旅で一番高くついたのは、タクシー代であった。

作：鶴崎いづみ

二百万円あったら何に使いますか？

# 二〇二〇年三月二十二日　「ラジオと整体」として放送
対話　江頭尚子・川﨑智子・鶴崎いづみ

## リズムを変える

**川﨑**　コロナでお家にいてくださいっていうふうになってきて、いま緩(ゆる)んでないと感じてるということは疲れてたり、緊張してたりするっていうことだから、そういう時は考えないとか、感覚とか時間をちょっとこう、変えてみることに取り組んでみるとか、そういうところですかね。ここ最近だと仕事で使う所が公共施設だったりしたので、それが全部使えなくなっちゃった日数だけ時間がぽかんと空いて、家にいるじゃないですか。そうやって力を抜いてみると、ああ自分ではのんびりやってるつもりだったんだけど、こういう規則みたいなものを何年も続けてたんだなあとわかってしまって。ああこれは、こんなに定期的にやらなくてもいいことかもしれない、とかさ。そうすると一日の中で集中する時間も、そんなにたくさんじゃなくていいなってなってきて。その代わり何やってるかっていったら、だいたいは猫を揉んでますね。こうやってモミモミ（笑）

**江頭**　（笑）そうなんですか。

**川﨑**　そのきっかけは猫どうしがこう、片方の猫がもう一方の猫の耳の下の横をガブガブ噛んでたんですよ。それであんまり噛むとハゲるんですね。ハゲるからやめなさいって言ってたんだけど、これは何かあるなと思って、噛んでる側の猫の顔をムニーンて引っ張ってみたんですよ。最初は変な顔してたんだけど、ムニムニ顔を広げていってあげたらそのうちゴロゴロいいだしたので、あ、これはやって欲しくて嚙んでたんだなあと思って、耳の下から揉みほぐすっていうのを毎日やってたんですよ。そしたら猫の顔が変わってきて、縮んできたんですよ。それで、やかんに火をつける所の横でいつも揉んでたから、ある朝起きたらもうそこにいるんですよ。

**江頭** お願いしまーすみたいな（笑）

**川﨑** それからは空いた日はずっと猫を揉んで、三十分ぐらいはそれで過ごしてますね。そしたらこれが、自分も緩んでよかった。だから緩めないときは、何か一つ新しい習慣を入れてもらうとリズムが変わるのかなあ。あとお金も、行き当たりばったりで使うっていうのやるんですけど、まず十円は四枚とか五十円は一枚とか、百円四枚とかこうチャリチャリ持って、これだけでやるぞって決めて、買い物に行くんです。で、行って、まだ買わない。まだ買わない。また歩いていって、まだ買わない。もう買わなきゃなんないなあっていうところまで色んな想像をしてから買い物するんです。その時は、何でもいいから買ったことないもの買うんです。

**江頭** え、じゃあ牛乳とか買っちゃいけないんですね。

**川﨑** （爆笑）買わない。で、用意したお金以上に絶対使っちゃうんですよ。あーあ、今日も二百円オーバーしちゃったって思って帰ってくるんだけど、なんかね、それで疲れがとれる。

**鶴崎** え、手に持った以上のお金使うってどういうことですか？

**川﨑** 五百円で済まそうとか考えて行くじゃない。で、もう買わなきゃいけないなっていうところまで一生懸命想像した上で、それを一切考えないで適当なものを買う（笑）

**江頭** お財布は五百円ジャストじゃなく持って行くっていうことですか？

**川﨑** そうそう。もうちょっと入れとく。もう無駄なもの買って！って思うわけです。だけどそ

**行き当たりばったりで使う**

ういうものから、意外と美味しいじゃんとか、発見があったり。一人で買ってるとだいたい買うもの決まってくるんですよ。で、お金を余計に使っちゃったなっていうこともなんか認める感じになる。でもこれをやっておくと、例えば一万円で何か買うときも躊躇なく買えるんですよ。つまりものの価値がわかるっていうのは大事なことで、例えばいま私が車を買おうと思ったとする。乗ったこともないのにだよ？ わかんないから考えると思うんですけど、でも買うときって、やっぱり偶然に出会ったものを買うと思うんです。ていうのは私、車を安く買ったことがあるんですけど、母がいきなり倒れて田舎に帰らなきゃいけなくなって、あと祖母が一人暮らしだったので、母と祖母と両方の面倒みなきゃいけなくなって、一人じゃ大変だからその時の夫を東京から呼んで、足がもう車しかないんだけど、お金が一切ないんですよ。だから中古の車屋さんに飛びこんで事情を全部話して、お金はないんですけど、でもどうしても車がいるので、お願いします、お願いしますって言ったら、そこのおじさんがわかったって言ってくれて、月賦で二十万の軽自動車をその場で売ってくれたんです。だから本気で何かやろうと思ったらなんとなくやれるっていう経験をして、そういうのって、とにかく自分でポッとやったことないことをやらないとわからない。特にお金に関しては、働いたら働いた分だけ使うっていう発想からも逃げないと、使い方ずうっと変わんないんですよ。大体みんな決まってるでしょ？お金を使う時間帯。

**ものの価値がわかる**

**やったことないことをやる**

**江頭**　そうですね。仕事の後とか疲れてて、朦朧とした意識でスーパーに入っちゃう（笑）

**川崎**　安いよ安いよ〜今日は九十八円だよ〜。目の前の九十八円ですぐ使うでしょ？（笑）そこをちょっと、お腹空いてても買いたいものがなければ逃げる。そうすると、ほんとに食べたいものとか買いたいものもわかってくるかな。車買うとかはなかなかね。でもそれ相応の値段を知るのは大事です。例えば五十万のものもそうだし、一千万でもそうです。それは実際にお金を使わなくても想像することで鍛えられるから。もう一つ私、部屋を借りるっていうのはもう三十年近くシミュレーションしてますね。

**鶴崎** 三十年!?

**江頭** それは間取りとかを見るっていうことですか?

**川﨑** すっごい大好き。十九で東京に出てきた頃はまだパソコンとかないから、アパマンとかミニミニの雑誌をわざわざ二百円とか二百五十円出して買って、引っ越しやしないのに(笑) ずっと見てた。あとは、住宅情報とかもだよ? 二千万のマンションとか、一千万のマンションとか見て、あ〜一千万二千万とかいうのに、買ったこともないんだよ(笑) でも、そうすると自分のお金を使う以外の価値観を持ってるでしょ? だからもしお金に興味があるんだったらそうやって覚えるのはいいと思う。お金好きですか?

**鶴崎** う〜ん、お金いっぱい持ったらあれしようこれしようとか考えるんですよ。でもまあせいぜい三十万ぐらいかな、自分の想像で使うお金。

**川﨑** あ〜そしたらね、こないだお母さんたちの会があった時に、いま二百万円使っていいですよって渡されたらどう使いますか? 今から考えましょうっていうのをやったんですけど、ちょっと考えてみます? いま自分に二百万あったらどうするか。

## いま自分に二百万あったらどうするか

**鶴崎** 私は自分の不満を解決することに重ねてお金を使いますね。歯を直したいとか、引っ越したいとか。あといまコタツに座りこんで作業してて脚が痛いから、作業環境を完璧に整えたい。インフラを整えることに全部使いますね。

**川﨑** うーん。まずこのインフラっていう言葉ですよ。もうちょっと具体的にしよう。

**鶴崎** 自分に何が必要か?

**川﨑** 必要かどうかをもう一つ外したところですよね。楽になりたいっていうことなんだから、どういう状態だと楽になるのか。それに二百万は足りるのか足りないのかってとこかなあ。それでいまいろいろ出てきたから、そこの中でもどれが重要ですか?

**鶴崎** まあ机周りを整えるっていうのが一番かもしれない。いい机を買って、座り心地のいい椅子を買って、とにかく作業環境を快適にしたいわけです。

**川﨑** てことは作業環境なんだから、お金が欲しいわけじゃなくて仕事がしたいんでしょ?

**鶴崎** そうです。で、お金を使うとか、やったことに対して貰うのは好きなんですけど、お金を稼ぐために動くっていうことになんだか抵抗があって、それにあんまりピンときてない。

**川﨑** うん、そしたら、これはこのまま置いときますね。二百万あったらどうですか?

**江頭** 私も歯医者さん行きたいんですけど(笑)パソコンも使えなくなったので買いたいです。あと、年金とか今まで免除してもらってて払ってないんですよ。それが重たく感じるからスッキリさせたいのと、やっぱり税金とか、光熱費とか家賃とかって、ただ過ごしてるだけで請求されるじゃないですか。そういうものに対する不安を持たなくていい時間を自分に与えたい。家賃とか光熱費用の口座にお金をポーンと入れておいて、そのことを考えない暮らしをしたい。

**川﨑** (笑)あの、じゃあもう言いますけどこれを主婦の人たちに聞きました。そしたら全然違います。ある人は、家族の送り迎えもあるし、買い物も量があるから、まず車を百万でなんとかしたいと。あとの五十万は家族旅行するお金にしたい。あと残ったお金で際限なくパーッと服を買いたいっていう人がいました。で、ある人はそれを元手にお店を出すって言いました。ある人はお金を返して（笑）あとは子供の学費に使いたい。みんな現実的なことを言うわけです。で、これ男に言ったらどうか。それこそ男の人の発想ですね、死ぬほどうまい棒買いたい。

**江頭**　（爆笑）死ぬほど。

**川崎**　ね、買えるよね。あとは、パーッと全部キャバクラで使ったらスッキリするんじゃないかな。全然その、発想が違うわけです。現実的に考えちゃうのが女性で、いま聞いてても貰ったお金なのにインフラに使おうとしてる。普段どれだけお金を使ってないかっていうことなんですよね。ここら辺をもう一回見直して、お金を使うことはもっと違うことなんだという意識を持ってほしい。で、もう一つ鶴崎さんが言った稼ぐっていう言葉は、お金を稼働させるっていう意味ですから個人で言うようなことじゃないんです。それよりは、お金を持ちたいかどうかからですよね。だっていま二百万円持ってたらどうする？　財布に入んないよね。

**鶴崎**　押し入れに。

**川崎**　（笑）ほら、もう隠そうとする。わたし一回、訪問でほんとに生活が大変なお宅に伺ったことがあるんですけど、押し入れからお金を出してきて渡されましたよ。整体始めた頃だったから二千円だったんだけど、ある人にとってはものすごい価値なわけです。でもやっぱりそういうのって重いよね。だから（笑）できればどう使いたいかをもっと具体的にしたほうがいいのかなあと思うし、鶴崎さんが言った内容は二百万もかかるかっていう話よね。

**死ぬほどうまい棒買いたい**

**稼ぐ**

**鶴崎**　余りますね。

**川﨑**　どれぐらい余るか具体的じゃないよね。ちょっと考えてみて。こちらはどうですか？

**江頭**　家賃や光熱費のために働く時間を、別のことに使いたいっていうことですね。

**川﨑**　だから二百万円で家賃や光熱費に対して不安を持ってるわけで、その二百万をどうやってそれに使えばいいのかなあ。

**江頭**　でもそれってちょっと際限のないことだなって思って、二百万なくなるまで家賃払わなくていいってことじゃないですか、単に。

**川﨑**　いやそれはあの、進行形でお金を使うと考えてるからでしょ？ 例えば二百万あって、いまの家賃だったら家賃と光熱費を合わせると何年分ですか？

**江頭**　奨学金の返済もあるんですけど（笑） 年金も払ったら、まあ二年半ぐらいかなあ。

**川﨑**　じゃあそれを先に払ってしまえばいいわけでしょ？ そしたらその家にいていいのは二年間だけど、それで何をしますか？

**江頭**　それこそ働きたいように働く。お金を稼ぐためじゃなく働いてみたいなって。

**川﨑**　その部分でいうと、例えばお店をやりたいと思ったらやっぱり家賃も光熱費も発生しますよね？ それもまとまったお金がないとやれないことになっちゃいますかね？

**江頭**　開業するには開業するお金がかかるっていうことですよね？

**川﨑**　うーん、そこですね。何かしようとする時にお金がかかるんだっていうところからも離れてもらって、じゃあもう一回聞きます。いま二百万円あったらどうしたいですか？

**鶴崎**　インフラを整えて（笑） 切なる願いです。

**川崎**　（笑）

**鶴崎**　ただ仕事したいだけですね、私。二百万もいらないです。母にあげちゃおうかな。

**川崎**　（笑）どうですか？

**江頭**　……

## 夢をみましょう

**川崎**　これぐらいに二百万円で何をするか考えられないっていうことは、使い道なんだから、起業ができません。女性全般にいえるんですけど、生活が苦しくて夢をみることを忘れてるので、夢をみましょうって言ってるだけです。二百万で叶う夢はたくさんありますから、いっぱい夢をみていただきたい。それに、なぜ二百万かです。生活保護でも年間の生活費が百五十万とかなんだから、二百万ていうのは一人の人が日本で生きていくには年間で最低でもそれぐらいかかる金額です。二人とも二百万程度もわからないくらいに生活してますから、ものの価値を学びましょう。で、お金いらないって言ったけど、お金はいりますから。

**夢をみましょう**

**鶴崎**　でも環境を整えて仕事してると、自然と生活費も全部まかなえるようになるんです。

**川崎**　それはそうやっていきたいっていう考えがあった上にお金の計画があるんだからそこを考える。だけどさっき言ったことの中でもう一つ大事な点は、自分以外の人にあげたい、これがいいことなんです。つまり社会活動のためにお金を使おうとすると二百万じゃ足りないんです。男の人たちはみんな誰かのためだから働いてるわけ。家族を養うために年収を気にして転職したり、子供が大きくなったらこれぐらいお金がかかる。未来のために働いてる人もたくさんいますね。

**社会活動**

鶴崎さんは仕事がしたいのであれば、まずお金を使わなきゃいけないのは何ですか？

**川崎**　作業環境（笑）

**鶴崎**　現実的に今いる所でお金が生み出せないんだから、お金を借りてでも環境を整えて、そこから売り上げを上げていかなきゃいけない。これは稼ぐことじゃないんですよ。ビジネスの言い方でいうと自己投資です。で、自己投資をしないと売り上げが出てきませんから（笑）

**自己投資**

**川崎**　ふーん……

**鶴崎**　つまり、具体的に自分の仕事に値段がつけられなくなっちゃうから、安い仕事を受けてしまいます。私それこそあの、整体で働くっていうことが始まって最初どうすればいいか悩みましたけど、これで食べていきたいとなったところから値段を考えました。自分が整体を受けるとしたらどうだろうが最初だったんですけど、これではやってはいけないんですね。だけどこれをインフラとか社会のせいにしちゃうと働かなくなっちゃうんです。言い訳ですからね。やはり東京で生きていくには一人分最低で二百万いる。それが大変だったら働き方を考えなきゃいけない。やっぱりお金って、こうありたいなっていう想像力がすごく大事なんですよね。想像どおりに動いていくから。で、想像力を働かせてるとお金を使わなくてもそういうことが起きてきます。例えば引っ越ししたいなあと考えていてより具体的になると、こういう所が空いたんだけどって声をかけられたり、機会がたくさん出てきます。これは別に不思議なことじゃなくて、引っ越ししたいんだよねーって言ってたりすると、つながりで手に入ることが自然に起きてくる。だから何にどれぐらいのお金がかかるっていうことを具体的にしていけば、お金を使わなくても使ってもやれること。じゃあ最後にもう一回聞きますね。目の前に三百万あったらどうしますか？

**想像どおりに動いていく**

江頭　歯医者に行って、パソコンを買って（笑）海外旅行に行きます。コロナが収まったら。

川﨑　わかりました（笑）どうですか？

鶴崎　やっぱり机周りを（笑）で、歯を直すでしょ。あとは経験に使いますかね。また韓国行きたいなとか。まあ、余りますよね、まだ百五十万ぐらい余ってる。……金に換えたりとか。

川﨑　（笑）面白い。じゃあ金に換えましょう。

鶴崎　いや、やっぱり資金としてとっておくんじゃないですか。使いきるって難しい。

江頭　使いきるの難しいですか？すぐ使っちゃいそう、三百万。

鶴崎　いや、でも仕事してると家賃とかはまかなえるし、年金もなくなるって言ってますから。

江頭　なんか鶴崎さん、私に比べたら全然お金に困ってない。

川﨑　こうやって聞いてみると、三百万に対してこれだけ違うっていうのもわかるだろうし、つまりどうして三百万といったかというと、大学でそれぐらい使ってませんか？

鶴崎　使ってますね、親が。

川﨑　だけど、あなたたちが使わせたんですからね。だけど実感ないでしょ？

江頭　毎月ちょっと実感はしてます（笑）

## 学費

川﨑　奨学金借りた人はそうでしょうね。三百万ていうお金を学費に使ってるような社会ですから。だけど個人では使いきれないって言ったんだよ。お金持ってるのか持ってないのかわかんないでしょ？学費で三百万と、年収で二百万とね、いろいろ考えると思うんです。こういう想像は意外と男の人はするんだけど、女の人にいうともう夢が一つも出てこないんですよね。

江頭　つまんなかったですね（笑）ほんとに（笑）

**川崎**　つまんないんだよね～。どうしてかといったら、今と違って私が子供のころは働きたいだけ働かせてくれて取っ払いでお金がもらえる時代だったので、そのころ運送業してた父の部下の方は週六朝から夜まで働いて、一年で二百万貯めたらそのお金を元手にアメリカに行ってお店を出したいとかね、わけわかんないことにお金を費やすっていうことを自然とやれたんですね。夢を持つことに、みんなとっても熱心でした。これだけしかないと思ってると希望がなくなってしまうし、お金にも嫌なイメージしかないです。自分のお金はどう使おうが自由なんだから、お金に夢を持つっていうのもやってみてもいいんじゃない？　いま話を聞いたら切なくなったから。

**鶴崎**　正月とか七夕に願いごとを書くと叶うっていうじゃないですか。あんまり出てこないです、書いても書いても。

**川崎**　そうなんです。やっていかないと、そういう体力つきませんからね。書いて捨てていくとそれが整理されてより具体的になっていくわけですね。私ほんとこの家不思議です。二十歳のときに家賃六万のアトリエ付きの家が欲しいってずっと間取り図書いてました。だからあの、夢は叶ってるわけです。やっぱりお金の問題じゃないですね。具体的にするだけのことかもしれない。だから机ももうちょっと具体的にしてあげたり、引っ越しもいまいち具体的じゃない。

**鶴崎**　うん。

**川崎**　こちらはもうちょっと夢を持とうか。

**江頭**　そうですね。

なんにもないということに希望がある

二〇二〇年四月二十六日　「ラジオと整体」として放送
対話　江頭尚子・川﨑智子・鶴崎いづみ

### マイペースが自然

川﨑　前回は、お金を使うリズムが仕事帰りだとかそんな話もしたと思うんですけど、もうあの、家から出ないでーみたいにどんどんなってきてるから、合わせてるのも窮屈に感じてるかもしれないんですけど、最初に言っておきたいことが一つあって、人は人の言うことを聞かないっていう（笑）あの、生き物みんなそういうふうにできてるのが自然ていう見方に変えて貰うほうが、気持ち的に楽なんじゃないかなあと思うんだけど、どう？

鶴崎　そっちのほうが自然っていうことですか？

川﨑　そうそう、マイペースが自然。だから時間感覚も違うし、曜日もなくていいし、それよりも晴れてる日はお外行きたいなとか、雨降ったら家でゴロゴロしたいなとか、そんな感覚に変わってきてると思うんですよ。で、そう動けばいいんじゃないかなあっていう感じ。

江頭　それぞれが自分のペースで動けば距離がとれるっていうことですよね？

川﨑　そうそう。あとは時間帯も、夜に気分が乗る人は夜活動すればいいし、そんなこともわかってきそうな気がしてますけど、お二人はどうですか？

江頭　確かに天気のことは意識するようになった。あ、日が出てるうちに散歩に行こうとか（笑）

川﨑　（笑）気持ちはそうなるよね。二人とも散歩してるんですか？

**人は人の言うことを聞かない**

**マイペースが自然**

**鶴崎**　散歩してますね。家にいても一箇所でジッとするタイプなんで、パソコン作業してると関節が固まって固まって（笑）川崎さんは散歩もしてないんですか？

**川崎**　してないですね。家の中でハツカネズミみたいにクルクル動いてますね。あの、もうこの年齢になると、ご飯を食べた後は眠くなるんですよ。だから死んだように固まって、三十分ぐらいジイッと寝ちゃうんですけど、そしたらいきなりパッと目が覚めて、お風呂洗ったり、洗いものしたり、ポスト見に行ったり、ほとんど外には行ってないね。まああの、整体が正座をしておこなう仕事で、正座で十時間ぐらい座れないと整体の操法っていうのはできない。

**江頭**　すごい。

**川崎**　だから、足首に正座だこができるんですよ。ズボンも膝から破れていくし、そのまま休むとか寝るとかそういう姿勢。あの、いま食べていけないって感じてる人が多くて、意識の問題なんですけど、食べていけないじゃなくて、食べようとしないっていうふうに行動すること。座るのも、動かないって前向きにやる（笑）それだけで体力の保ち方が全然違うっていうのが、なんにもないところから元気にする整体の方法だから。そうするといま一斉にみんなで体力づくりをやってるんだよね。だから固まってるって言ったけど固めてるからさ、鶴崎さん（笑）ちょっと、空っぽからみる見方をこれから何にでも取り入れて欲しいですね。これからは考えてますか？

**鶴崎**　私は在宅になって初めの頃は、早起きして仕事してとか考えてたんですけど、時間が経つにつれ起きるのが遅くなってきて、一日の仕事量も減ってきた。本をつくる仕事をするようになったっていうのもあるんですけど、つくるのに例えば一年かかって、それを売っていくのに何年もかかると思うと毎日一定の量をこなす感じでもなくなってきて、時間の感覚とか、労働の感覚とか

**食べようとしない**
**なんにもないところから元気にする**

も変わってきてる。これからもそれをやってくかなっていぅ、今はそんな感じですね。

**川﨑**　江頭さんはどうですか?

**江頭**　私はいま休みになってる勤め先がまた再開して、もう一個の仕事と合わせて、コロナ前の生活に戻って、その時点でやりたかったことをまたやりたいなっていうのと、でも、一回リセットして例えば正社員の求人探すとか、その、安定したいとすごく思い始めてるところがあって、それも含めて考えなきゃいけないのかなあっていぅ、そんな感じです。

**川﨑**　あの、整体では、その人がそれ以前から体の中に持っていたものが、何かあったときに表出するというふうに捉えていて、それが今、みんなの中にあると思うんですね。体の波が実際そういうものなんですけど、整体の中には気の波っていうものがあって、気で体が動かされたり動いたりする波に周期的なものがある、と。それがこう重なると、ワッと自分の力が出てくるタイミングがあるんですよね。だから、自分でも気がつかない力をパッと内側からつかみ出してくれるのが地震だったり、今だと思って欲しくて、その時に、なんにもないということに希望があるということです。ここで何かを抱えてたり、つかもうとしてると気がつかないんでね。空っぽでいるっていうのはポカーンとしなさいっていう言い方をするんですけど、私あの、整体のポカーンにいちばん近いイラストを知ってるんですよ。

**気の波**

**なんにもない**

### 両手をブラブラさせておく

**川﨑**　サンリオっていう会社の、みんなのたあ坊って、知ってる?

**江頭**　わかります。

**みんなのたあ坊**

**川崎**　口が開いてて、よだれがこうなってる。ああいうふうにポカーンてこう、中身が消失したような状態が整体では理想なんですよ。それによって次にやってくるものの大きさが決まってる。だから鶴崎さんは詰まってるものよりも、もっと大きな流れに気がついてきてるのかなあっていうのと、江頭さんは、もうほんとに基盤、基礎、そういうものを、とっても体が欲しがってるんだなっていう、もともと自分がそうしたかったものが出てると思います。あとはそれに正直に従って生きればいいのかなあと思うけど、どうかな。

**江頭**　その、たあ坊の状態についてもうすこし知りたいです。私がいま、安定したいっていうのも多分、素直なことだと思うし、それに素直になっていくために、たあ坊になるには？

**川崎**　あの、今まで何度もお話してるけど、実行する人ってなかなか少ないんでね。とにかくこれだけです。やりたくないことはやらない（笑）これがほんとに効果がある。あとは不安で怖くなると、何かつかんでグッと力が入って、手が離せなくなる状態が起きるんですね。例えば生活とか家族とか、大事だと思ってつかんでるんだけど、その手の力でつかんだものを壊していくんですね。だから、まずつかんでるものをゆっくり手から離して手を空けとく。両手をブラブラさせておくことかなあと思います。今みんな手に何か持ってるはずだから。不安だと何かを持っておきたくなる。そのあたりは鶴崎さんどうですか？

**鶴崎**　うーん、私はいま、持ちたいものを持っている感じがしてて、何かをつくるとか、形にしたい原稿とか、それがしがみついてることなのかどうかはちょっとわからないです。

**川崎**　あの、しがみついてる場合は、とにかく手から離れない現象が起きるから、頭の中でも常にそのことが離れないと思うんですね。だからいま必死な人は離す必要があるかな。たあ坊にな

**やりたくないことはやらない**

**両手をブラブラさせておく**

るには手ぶらにするっていう実感を持つことかなあと思います。実際に手に何も持たない状態をつくって居るっていうことですね。で、整体を生活に取り入れてる人は、活元生活（かつげんせいかつ）してるっていう言い方をします。まあ活元生活って、なんにも持たないことが心地いいっていう、一般から離れていく生活なんだけど（笑）いま流行ってるミニマリストの感覚とは全然違うんです。他の言い方をすると、あったらあったなりに、なかったらなかったなりに生活すること。で、もっというとあった場合は全部捨てなさいって言うんですね（笑）

**活元生活**

**鶴崎**　え、あったらあったなりに暮らす、でもあったら全部捨てるんですか？

**川崎**　そうです。たくさん持ってたら全部使うような働き方をしなさい。なかったらないところから考える生活をすればいい。その両方が体力づくりだから。まあ、あるって、お金を持ってるっていうことですよね。整体だと貯金は許されないわけ（爆笑）お金持ってる人は頑張って使わないといけない。あー！また貯まっちゃった！みたいになるから、ヒーって手から剥がさないといけない。それがいつでも空っぽでいる状態。そして楽しくどんどん使って貰いたい。その使い方がどうだったか、使った後の体でわかるんですね。あの、チョコレートパフェを食べた時と、ビールジョッキに入ってるようなビックパフェを食べた時とね、食べた後の満足感はどうかなあと。やっぱやんなきゃよかった！と思うのか、食べきったー！と思うのか、反省も大事なんですね。あと使いきったサッパリ感も大事ですから。手から離して使ってみれば、体力がこれだけあるのかっていうことにも気がつくかな。どうですか？

**貯金は許されない**

**鶴崎**　結構、なくなっちゃったっていう不安がくるような使い方が多い気がして、使ってやったぞ！みたいな感じになかなかなれない。

**自分の体力に目盛りをつける**

**生きてることはお金と関係がない**

**経済主義**

**川崎**　（笑）これだけしかない、とかね。あと、この中でやりくりしようっていうふうに器を先に決めてしまうとそうなっちゃうんですけど、本来お金を使うとか手に入れることに器はないんですよ。体力とお金は関係があるって前も言ったんだけど、自分の体力に目盛りをつける習慣から離れないと、お金との付き合い方がわからないっていうことになるので。

**江頭**　器がないっていうのは、ずっと動いてるものだからっていうことですか？

**川崎**　あの、今みんなが必死になってるのは、お金がないと生きていけないって信じてる宗教になっちゃってるから。そうじゃなくて、生きてることはお金と関係がなくて（笑）生きてる活動をしてる中でお金という一つのエネルギーに出会ってるわけです。キリスト教とか仏教を信じましょうと同じように、まず経済主義の信仰を持ちましょうっていう国に生まれていて、それを習慣化して信じちゃってるものが体になじんでてお金を崇拝してるから、お金に頼ってる自分に気がつかないだけ。だから、なんにも持たないことを前向きにやってみる。必要なものだけで生きていこうっていうのがミニマリストの考え方なんですけど、整体はそうじゃなくて、必要とか不必要も考えないんですよ。もっと簡単に、いらないものは捨てなさいっていうことね（笑）考え方でも自分にとって重ければ捨ててみたら？って言っていて、お金を信仰するのが辛（つら）ければ、その宗教からすこし離れるのもいいんじゃないの？っていう提案ね。

**江頭**　うん。

**川崎**　コップの中にお水を半分入れてても、まだ半分あると思う人と、もう半分しかないと思う人と感じ方が違うってよく言うんですけど、元からコップもないよっていうのが整体なんです。

## お金がない満足感

**鶴崎**　川﨑さんから生きてることとお金は関係ないんですよって何回も聞いてて、は〜と思うんですけど、それを実感できる体になっていくためにはどうしたらいいんでしょう?

**川﨑**　あの、すでにお金を持ってる人はどうやって使うかから考えればいいし、お金がない人の場合は、もうほとんどやれてるんだから、あの、ね(笑)

**鶴崎**　逆転の発想ですね(笑)

**川﨑**　お金がない満足感とは何かといったら、いまの日本ではお金がないことで気持ちがとても自由になります。例えばあのお洋服が欲しいと思ったときに値段が二万円したとするでしょ? でも全くお金がなければ、本当にそれが欲しいかどうかも自由に考えられるんですよ。

**お金がない満足感**

**鶴崎**　お金を持ってる人は考えるまでもなく買えるっていうことですか?

**川﨑**　そうそう。全くお金がなかったらその二万円のお洋服を着てる想像ができる。想像ができるとそこからものが考えられるんだけど、二万円があって買ってしまうと、欲求っていうものもわかりづらくなることがあるんですね。なんにもなければ、ほんとに欲しいものは何? って、自分に聞けると思うんです。あの、フィールドワークで、ある民族と一緒に生活していろいろ書き綴っていた方がいるんですけど、そこでは魚を獲って食べて生きていて、たくさん魚はいるんだけど、その日食べる分だけ獲ったら一日の仕事は終わりなんですね。まだあんなにいるよ? って言っても、いや、それはまた明日考えればいいからって(笑) 明日また必ず得るものがやってくることを経験的に体がわかっている。そういう体感を持つためには毎日空っぽにしておかないとわからないんですね。まあたぶん、日本人がみんな米を食べてるから蓄えてしまうんだと思うんだよね。

**欲求**

ハムスターみたいに口の中に思いきり入れないと不安になるっていうのは、農耕をやってる人たちだから。どっかの倉庫に蓄えてそれが目減りしていくっていう、もう染みついてるわけですよ、体の中に石高が。あの（笑）俵感覚が。たぶん体の中にあるから、あの。

**俵感覚**

**江頭** でも農耕する前は、みんな狩猟してたわけだから返ろうと思えば返れるっていうこと？

**川崎** 本能的なものでいうと、そういう訓練はすでに三歳四歳でみんなしてるんです。葉っぱを集めたり、どんぐりを拾ったり、バッタを捕まえたりね。何が食べられる食べられないかも、バッタを食べてみたり、どんぐり食べたりしてみんなわかってるし、そういうふうに常に空っぽであることを前向きにやってきた体がちゃんとあるので。もっというと空っぽであることと飢えてることは関係ないですから。

**満タンでも飢えてる**

**江頭** うーん……満タンでも飢えてることがあるっていうことですか？

**川崎** もう、そっちのほうが多いね。ハムスターが口の中にいっぱいひまわりの種入れてるのにまだ足りないと思って必死なわけでしょ？　それは明日とか明後日の分を考えて慌ててるから、いやとりあえず、口から一回出してみて落ち着こうよと。で、空っぽになっていけばいくほど、意外と自分の空っぽのスペースが広いことにも気がつくんですね。

**空っぽにしていく**

**江頭** たしかに押入れの中を片付けたときに、空っぽにしたらこんなに広いのかと思って（笑）空っぽの押入れにも家賃が払えるっていうこと（笑）

**川崎** （爆笑）贅沢だよね！　だから空っぽにしていけばいくほど、ああ結構、いっぱいもの持ってるんだなって気がついていくから、楽しいよ。考え方も空っぽにしていく。パソコンの仕組みでいうと、ハードとソフトがあるでしょ？パソコンの本体と、そこに入れるもの。整体はこの、ハードのサイズを空っぽのままどんどん広げていく作業なんですね。ソフトを使うときは社会のものを使えばいいし、あとは他の人たちの要望で生きていけばいいわけ。さっきの話でいうと、あのドレス素敵だなあと思ったら、それを着ている人を見る。それで満足するかもしれないんです。あんな考え方が欲しいなあと思ったら、図書館に行って借りることができます。持つ必要がない。ぜんぶ自分のものだけど、ぜんぶ自分のものじゃないっていうことがとっても軽いわけ。自分の考えはぜんぶ人の考えでもいいし、人も私と同じような感覚を持ってるなと思えば、その人の考え方でいくのも前向きにやれる。もうそうなると、何か持ってる人にいろいろ動いてもらう楽しみができてくるから、ただ受け止めるだけでよくなる。

**空っぽにしていく**

**所有**

**江頭**　いま感染症が流行っていて、例えばカーシェアリングとかシェアハウスとか、通り過ぎる人たちによって使われていくような感覚が盛り上がっていた部分が、やっぱりそれぞれ個人で持ってないとウイルスを媒介しちゃうかもしれないっていう恐怖を今みんなが持ってる中で、コロナが終息しても、やっぱり自分で所有したいっていう欲が全面に出る世界が来るんじゃないかなって思ったりするんですけど……コロナの後の所有がどうなっていくのかなあと思ってます。

**川崎**　それでもなお、自分が持ってるものをどんどん捨てていく作業は大事なんです。あの、整体は体の中にもともと生き延びる働きがあって、自分のものを全く持たないところからその人ほんらいの働きが出てくるっていう発想だから、そうなってみてなら言えることかもしれないですね。いま江頭さんが言ったことは多分、生活が当たり前だと思ってるからだからさ。

**江頭**　生活が当たり前？

**川﨑**　そう。例えば電車が九時に来たり、社会的な活動が当たり前にあるものだと思ってるからだから。だけどそういうことさえも、なくなってしまう日常ってあるわけです。電車が動かないとか、お店がなくなったり、環境的にはなんにもない状態においても体の中にはなんとかしなきゃっていう働きがあって、これは知恵っていう言い方をしますね。知識はあるものを得ることなんだけど、知恵は空っぽにならないと体の中から発動してこない。たあ坊になった段階で（笑）発動するものなんです。要は空っぽの底が抜けることがある。その時に出てくるものは、ほんとに全く新しい考え方とか価値観なので、今を普通としてる人には受け入れられないんですよ。今のものが当然だと思ってる、つまり平凡ていうこと。空っぽにしてれば平凡が何かもわかってくるので、持たないことをまずはやってみる。手ぶらにすることを実際にやっていけば、手が自由なので頭の中の力が抜けてきます。こうやっていれば少しずつ、ジッとしてても平気になるのかなあ。平らな気って書くんですけど、平気をつくる。これも体が空っぽじゃないとつくれないので。まあちょっと、空っぽの器の話になると難しくなっちゃうけど（笑）あの、例えばプッチンプリンの容器があるじゃないですか、あれをつくるのが楽しい。

**江頭**　容器をつくる？

**川﨑**　そうそう。プチッってやって、ボヨヨヨ〜ンて出てくるのを見ると幸せじゃないですか。で、みんなはボヨヨンを欲しがるんですけども、たあ坊っていうのはこっちの器のほう、プッチンするほうをせっせとやってることなんだよね。伝わったかな（笑）

**鶴﨑**　なんかけっこう無敵な感じがする。器をつくれるって、かなり自由。

**知恵**

**空っぽの底が抜ける**

**平凡**

**平気**

川﨑　そう。お金も、使ったら楽しくなるよねっていうほうに時間を割くから、実際にお金を使うサイクルの中に自分はいないっていうことなので、お金がなくてやせ我慢してるわけじゃないんですね。なかったらないなりの考え方もあるよって今日はお話しました。でもお金に困ってたら相談できる国にいるから行動する。だから前向きに空っぽになる、前向きにお金を使う。困ったときは人に聞く。いつの時代でも空っぽでいられます。お金持ちはお金使うの大変ですけど(笑)

### 空っぽ仲間

江頭　地球上のほとんどの人は空っぽだからさ、空っぽ仲間はたくさんいるよ。

川﨑　うん。

川﨑　できれば家にいる間に徹底的に頭の中も空っぽにして欲しいですね。ボーっともう、あ、気がついたら夜だったみたいな(笑)あ、お腹空いた！って気がついたら食べて、寝て、気がついたら二日か三日経ってたみたいなね。そのくらい空っぽになると向こう側から、時間が大量に体の中に流れ込んできますから、もっと大きな時間が流れてることに気がつく。話が最初に戻るけど、気の波でいうと人間の体は七、八年ぐらいの流れで気持ちがパッと変わるっていうのがあるから、本人も気がつかない。もっというと十年ぐらい経たないと気がつかないような体の感覚があります。だから、みんな慌てすぎてるともいえる。それでいうと、二日ぐらい食べられなくても今はみんな体力余ってるから、お腹はあんまり空かないかもしれないですね。それよりは水分をとったほうがいいかなと思います。不安だと水分が減っちゃうんです。

### 大きな時間

江頭　へー

川﨑　だから水分をとってお手洗いに行って、おしっこいっぱい出すと気持ちが楽になります。空っぽプラス通気性をよくしておけば、楽しいかな。

# 自分と生き方がしっくりきてるかどうか

## 二〇二〇年五月二十五日「ラジオと整体」として放送
## 対話　江頭尚子・川﨑智子・鶴崎いづみ

### お金のことを考える背景

**鶴崎**　この一ヵ月、何だったんだろうっていうくらいボンヤリしてたんですけど（笑）川﨑さんはどうでしたか？

**川﨑**　慣れてきましたね。今までは家から出て何か集めて持って帰るような運動だったのが、家にいて家に集めるっていう動作になってきて、あとは、自分の中でこう、一人で喋（しゃべ）ってる時間が広がりましたよね。

**江頭**　自分に聞いて自分で答えるみたいなことですか？

**川﨑**　そうですね。江頭さんはどうですか？

**江頭**　前回お話した日がすごく遠くに感じて、この一ヵ月、家にはいるけど、一日一回は外に出たいから川に行って、河原に座ったりして（笑）ああなんか、こういうことをやりたかったんだなあって感じられたので、そういう意味ではやりたいことができた感じがしてます。

**川﨑**　河原で座ることがやりたいことだったっていうのを見つけた、ということですか？

**江頭**　そういう感じです。甲羅干し（笑）

**川﨑**　（笑）鶴崎さんは何が見つかりましたか？

**鶴崎**　前回空っぽの話をしたから、空っぽにしたいと思いながら過ごしてて、でもどうしても何かしなきゃっていう感覚がなくならなくて、むしろやり尽くしたほうが空っぽになれるんじゃないかなと思って、あ、そういえば世界史をもうちょっと知りたかったと思って、作業しながら世界史をユーチューブでガンガン聞いてたところに川﨑さんから電話があって、元気出ましたか？っていわれて、あれ、私、元気なかったのかなあと思って（笑）あと、お金についても何か話したいことあったかなって、ボンヤリした感じがこの五月でした。

**川﨑**　（笑）あの、たしか寒い時季にお金の話を始めたころは、なんとかしなきゃいけないんです、みたいな感じが鶴崎さんの中にあったと思うんですね。お金と寒いがくっついてたわけですよ。

### お金と寒いがくっついてた

**鶴崎**　ほう。

**川﨑**　体を縮めるという意味でね。季節とともに緩(ゆる)んでいった結果、忘れちゃえるのが人間の体のすごいところで、それぐらいに一つのものを深く追求していくことは体への負担が大きいんですね。だからお金といってるのは表の形で、お金のことを考える背景にいま二人が言ったような、こういうことがやりたかったっていうのが具体的に潜んでいて、河原で甲羅干しするとか、勉強したかったんだとか、その主張を聞いて実行して貰(もら)えばいいので。

**鶴崎**　ふだん生活してると、お金とか暮らしとか、仕事とか、やりたいこととかのバランスをとるのが難しくて、だから大問題だと思ってたお金のことを考えてスッキリさせたいなっていうのがあったんですけど、この四、五月でいろんな価値観が崩壊していく中で、まあやりたいことを一個一個やってみようかって、手をつけ始めることができる感じが、あった。

**川﨑**　江頭さんはどうですか？　この二ヵ月ちかく。

**江頭**　やっぱり河原で座ってたのが大きくて、私の場合は何もしないんですよ。ほんとにただ、ああ、なんか、草いっぱい生えてるなとか(笑) 今日は光がこういう感じだな、みたいなことを受け取る。積極的に何かしなくても、ボーっとしてるだけでちゃんと充実するんだなって思いました。レストランの仕事がまだ休みで、保育園のほうは週二、三とかで行ってるんですけど、これぐらいのペースでいるからいろいろ細かいことにも気づけるし、今まで生活するためには週五で働くのが当たり前と思ってたんですけど、そのへんも捉え直してる感じがしてます。

**川崎**　あの、例えばお金持ちの人はリゾート地に行きますけど、忙しい人はそうやってボーっとする時間をお金で買うわけでしょ？ だけどボーっとしようと思えば今はみんなできるぐらいに周りから仕事を辞めなさいって言われたわけだから、明日も明後日も慌てなくていいっていう今日のゆとり。で、自分のゆとりができた時に何やろうかなあって出てくる欲求のことを言ってるんだけど、空っぽをやろうと思うと仕事になっちゃうんですよ。たぶん鶴崎さんは空っぽを課題にしたと思うんですけど、結果的に仕事したいっていうことに気がついたわけで、江頭さんは空っぽを味わいたいってなったから、あの(笑) 自分の体の特性で空っぽをどう捉えてるかだと思うんですよね。ここも健康か不健康かはみてほしいなあと思います。結果的に自分は元気になってるのかなっていうことなんだけど、どうですか?

**鶴崎**　自分は集中するとスッキリするっていうのがあるから、空っぽにと思いつつも何か集中できるものを探してたような感じがする。

**川崎**　てことは、鶴崎さんはもともと体の中にこう、ものすごい速度感があるってことですよね。

**鶴崎**　ときどきバーっと出してないと、生きてる！っていう感じがしない。満足しないです。

**川崎**　そしたら、空っぽイコール燃え尽きたっていう感覚があるのかもしれないね。

**鶴崎**　うん、燃え尽きた後の空っぽは気持ちいいです。でも毎日ただボンヤリしてると低迷してきます。たあ坊はハードル高いです。

**川﨑**　あの、ハードルっていうこと自体もう課題と捉えちゃってるわけだからさ。あと、バランスっていう言葉も出てくるでしょ？　空っぽに対してそういうものを感じてるっていうことだから、これをお金に置き換えてみたらどうですか？

**鶴崎**　一生懸命やって、できたお金をパーッと使うとスッキリするっていうことですかね。

**川﨑**　そうそう、そういう働き方。江頭さんは？

**江頭**　自分にとってはボーっとすることもある意味集中っていうか、没頭する行為で、例えば人間関係とか、時間の制約だったりを気にしてるとうまく没入できない。そう考えると、まあ結局お金のことあんまり考えたくないのかなって（笑）思いました。だから逆にいえばちゃんと稼いで不安を感じない程度にお金を持っておかないと、ボーっとを味わいきれない（笑）

**川﨑**　（笑）じゃあ今、この状況で二人ともお金のことで困ってる？

**江頭**　思ってたほどは困ってない。

**鶴崎**　私も困っていなくて、まあ助けて貰ったのもあるんですけど、なんだ気にしなくていいかもって思う反面、やっぱり一人分ぐらいはなんとかしなきゃっていうのが出てきました。

**川﨑**　あの、二人とも困ってないっていうだけで、そんなに先のことは考えなくても十分やれると思いますけど、私からするとね。どうですか？

**江頭**　やっぱり安心してボーっとするためのお金をある程度は持っておく必要があるのかなっていうことに気づいて、じゃあどうやって持てるようにしていくか。お金のためにくたびれたくはないし、そしたらお金の話っていうよりは働き方とか仕事の話なのかもしれないけど、お金そのものへの関心よりは付き合い方とかのほうに興味が移ってきてる気がします。

**川崎**　お金の話からお金との付き合い方に変わってきたっていうことですよね。あの、消費するお金はもう、カップラーメンの値段とか、家賃とかは自分たちでは決められないんですけど、使い方の問題でいえば、どうしたら満足感があるかっていうこと。あと江頭さんが、お金をきちんと稼がないと私はゆとりを感じられませんていう言い方をして、だけれどそれは、これをしないとこれは手に入らないっていう交換条件で考えてるんですよ。でもそれもない。安心しながらお金は入ってくると思う。

**江頭**　入ってくる？ 向こうから来る？

**川崎**　うん、そう。楽しく働いてたら楽しくお金が動きます。二人はやっぱり働きたいっていうことだと思うんです。自分で働いて食べていって認められたいっていうことだと思うので。あとは、ちゃんとしなきゃいけないとかみんな言うんですけど、ちゃんとっていうのは本当によくわからない言葉だから。ちゃんとした人が周りにいる？（笑） 一人分やっていきたいって言ったときにどういう人をモデルにしてるのかを聞きたいですね。

**お金との付き合い方**

**安心しながらお金は入ってくる**

**楽しく働いてたら楽しくお金が動く**

**ちゃんと**

## こうあったらいいなあという人は想像できますか？

**鶴崎**　自立してる人は浮かぶんですけど、自分の理想はこの人ですっていうのはなくて、いま人に頼ってる自分をなんとかしたいっていう、そっちのほうが大きい。

**川崎**　江頭さんはどうですか？

**江頭**　私も具体的に思い浮かぶ人がいないんですけど、でも、人のためにちゃんとお金を使える人、そういう人がいいなあって。あ、またちゃんとって言っちゃった(笑)

**川﨑**　(笑)いや何度もいってるけど。

**江頭**　(笑)自分の衣食住がある程度足りてないと、例えば災害ボランティアとか、そういうことはできないと思うから、足りるようにしておくっていうことですかね。

**川﨑**　あの、前にもお話したみたいに、こういうものがいいなあっていうものを持たないとするならば、こういうふうにはなりたくないなあっていう消去法になってしまうんですよね。それだとどうしても自分が何に喜ぶのかっていうところに目がいきづらいんです。それと、みんなもう自立した人だから。つまり自分が一生懸命歩く練習をしたから歩けるようになって立ち上がって、いま二人とも二足歩行でしょ？　それ自体がもう自分の力でやれてることなんだから、周りを頼ってるわけじゃないんですよ。もっというと、ほんとに二人とも遊びましょうっていうことしか言いようがないんで(笑)どうして遊ぶのが大事かといったら、遊ぶ中に仕事のタネがたくさんあるからで、楽しかったっていう喜びが誰かを喜ばせることにもなる可能性があるわけです。ディズニーランドがなんで人気があるのかというと現実的じゃないからでしょ？　その世界に行くことによって時間の感覚が変わって、そこにみんなお金を払うわけでしょ？　そういう発想を提供できるかどうかっていうのは自分の中の夢とか、理想だったりを体感できるような想像力の問題で、だから、そういう人を想像してみるということですね。どう？

**江頭**　ちょっと具体的じゃないなあっていう感じがします。

**川﨑**　あの、具体的であったら夢や希望じゃないんですよ。例えばケーキにマンゴー並べてみた

**遊びましょう**

**遊ぶ中に仕事のタネがたくさんある**

**想像力**

いとか、こういうのが想像力ね。だから、現実にいなくてもいいわけ。あの、こないだ電話で相談を受けたときに、川崎さんは自分が困ったときに相談する人はいるんですか？って聞かれたんですけど、どう答えたと思いますか？

**鶴崎**　自分に相談する。

**川崎**　そうねえ。だから、いやあ相談する人なんていないですよって。じゃあどうするかといったら自分の中に友達をつくって、その友達に相談するわけです。それで、こう言ってもらったら嬉しいなあっていうことを自分でまた声をかけていく。こういうのがないといいよねっていうことよりは、こういう生活がしてみたいよねって自分に言ってあげる。まあ私は一人っ子だったので、そういうことから始めるしかなかったですけど、周りに兄弟とか相談できる相手が当たり前にいると、ちょっと想像しづらいかもしれません。でも、できることだと思うんですよ。もう一回質問するけれども、こうあったらいいなあという人は想像できますか？

**江頭**　なんか、軽い人。ケーキという幸せの塊をつくれるかということに、実現可能かどうか関係なく、湧き出るように取り組める人。今までの人生の中でそういう人に会ったことは確かにあるなあという気はするし、イメージはできると思いました。軽さがある、そういう人は。

**鶴崎**　私は希望として、世界中を駆け巡ってみたいとか、ボヤーンとこんなこととしてみたいなとかは浮かんでくるんですけど、こんな人みたいなのはないかな。

**川崎**　いま、世界を旅してる人っていう言葉が出ただけでも十分そこから想像力を使っていけるし、どういう人が軽い人か、行動力がある人っていうことだと思うし、そんなふうにどんどん自分の中で具体的にしていく。具体的には言えませんじゃなくて、具体化していくところにつくる

**具体的にしていく**

過程があって、みんな具体化したものを食べてたり飲んでたりしてるからね。

**江頭**　うん。

## 環境づくりに取り組む

**川﨑**　ここ一ヵ月、速度をいきなりゆっくりに変えられちゃったなあっていう感じがしてて、だから働くことも、働かなきゃいけないのかなあ？っていう感じになってるのかなって、いま二人のお話聞いてて思いました。それはたぶん、年齢的なものもあるかなあ（笑）

**鶴崎**　たしかに開き直ってきてるかも。親も諦めてきてる。周りも諦めてくれる。二十代の頃と比べると、だいぶ落ち着いて考えられるようにはなってきてるかも。

**川﨑**　あと三十代前半か後半かでもだいぶ違うもんね。あの、私も三十になった頃がいちばん不安な感じがしてて、それで三十九とかになると、もういいやって（笑）三十なりたてってまだ三十代を受け入れられないところがあるんですよ。だけど三十代も十年近くやると、ああそうなのかなあっていうのがなんとなくわかってきて、しっくりくるっていうかさ、自分と生き方がしっくり合ってきてるかどうかっていうふうに今からみていくのがいいんじゃないかな。さっきお話の中に出てきた周りとのしがらみみたいなもの、江頭さんなら、ちゃんとっていう言葉だったり、鶴崎さんだったら自立するとかいう言葉だったり、それよりは、しっくりくるとかその人らしく仕事ができてるとか、そういう環境づくりのほうに今からコツコツ取り組むほうが楽になっていくんじゃないのかなあ。前回から、鶴崎さんの仕事場はすこし変わったんですか？

**鶴崎**　変わってないです（笑）二つある机を離してちょっと動きやすくはなったんですけど。それ

**三十代**

**自分と生き方がしっくり合ってきてるかどうか**

**環境づくり**

で二ヵ月家にいると、仕事ばっかりしてるのも辛いなってなってきて、こういう仕事って外に出て人に会うようにするとか、自分で自分を緩めていくことも大切だなあっていう感じがしてきて、それも環境をつくっていくことなのかもしれないです。

**川﨑**　うん。江頭さんどうですか？

**江頭**　自分より環境を変えるって、あ、そうだなっていま腑に落ちた感じがしてて、職場を変えたり、部屋のレイアウトを変えると結果的に自分も変わるんだなっていうのを確かにこの一年感じて、そっちに注目していきたいなっていま思いました。

**川﨑**　あの、こないだは空っぽであることが希望ですよってお話ししましたけど、今日話を聞いたら空っぽも重たいと出てきたから(笑)そしたら自分はどんな環境だったらいいのかな、その環境の中に自分以外の人がいるのかなあとか、そう考えて生活していくほうが物事がうまく流れていく感じもするし、そういう環境を考えてみることを次回のテーマにしてみたらどうかしら。

**鶴﨑**　仕事ってこれから何十年もかけて歩んでいくことだから、環境に取り組むって、いい課題かもしれないですね。

**川﨑**　そうね。みんなほんとにあの、仕事とか自分はもう置いといて、環境から考えたほうがわかりやすいよね。じゃあ今日は質問が届いてるので、共有してもらってもいいですか？

**鶴﨑**　はい。

**川﨑**　もう二ヵ月ぐらいお家の中で過ごしててそれに慣れた状態で、もうすぐ緊急事態宣言が解除されるんじゃないかなっていうところまできて、またどこかに通ったりする生活、会社に通勤するとか、そういうことに不安があるんですって。二人はどう思いますか？

**どんな環境だったらいいのか**

**江頭**　やっぱり無理しないって大事だなって（笑）自分はいま家の近くで働いてるけど、今までみたいに通勤で満員電車に乗るような状況だったらっていうこととかも想像してて、だから今回のことで別にみんなが元通りにならなくてもいいのかなあって。電車通勤は嫌だからこの機会に仕事変えますとか、それが無理しないっていうことだよなあって思いますね。

**川﨑**　わーすごい。成長みたいなものをすごく感じる。鶴崎さんはどうですか？

**鶴崎**　私は昨年末で会社通勤も辞めてしまって、自分のペースで人と付き合いながら家で仕事をしていくスタイルに完全に移行してしまったので、コロナが終わってもこれが続くんですけど、戻りたくない気持ちがあるんだったら、そこの中に自分の仕事のヒントがあるから、それが嫌だと思ったとこからじゃあどういう働き方をしようかなとか、次の仕事の仕方を自分で選択してつくっていく方向に向かってもいいんじゃないかなって思います。

**川﨑**　すばらしい。

**鶴崎**　自分の周りには、会社に行くのが嫌だとか、そういうことをヒントにそこから抜け出た働き方でむしろいい感じに働いてる人たちが多いので、それが逆に味になってるし、そういう働き方をしてる人がいると自分も、あ、こんな可能性もあるんだなって思えたりするから、嫌だなと思うことは駄目なことじゃなくて、可能性がある。

**川﨑**　いやあもう、ほんとに苦手だなとか嫌だなっていうことのほうが可能性が大きいのでね、自分では気がつかないすごいポテンシャルがあるので。これからの生活の心構えはどうしたらいいですかっていう質問だったので、その答えがいま二人から聞けたような気がします。もうあの（笑）次のことを考えてますっていうことが心構えっていう言葉になってると思うんですよね。そういう

**心構え**

準備ができてるっていう意味だと私は捉えているので。直感的に嫌なことはやらなければいいだけで、あ、これ腐ってるかもって思いながら食べるのか（笑）食べないかっていうことでね。それが無理しないことだし、あの、仕事を辞めるって勇気がいったことだと思うんですよ。一般的な考え方からすこし離れて、生き方をみつけていくのも勇気がいることですけど、やれた人には広い世界が待っているし、やってよかったなっていうことが徐々にこう、開けてくるものなので。そういう意味では私は子供の時からものづくりをしてる人を見てたので、恵まれてたかなあとは思います。あの、就職するっていう発想も湧いたことがないし（笑）その人によって環境がみんな違うのでね。できればみんな今からもっと楽になっていって貫いたいよね。最初はお金のことを考えるのが辛いから始まって、ちょっと辛くなってきて（笑）空っぽからやりたいことが見つかってきて、今度は環境を考えようねっていうところまでこの三ヵ月で変化してきましたから。こんど、六月っていうのは湿気てますからね。シットリしてる間に体の中にワーっと力が出てくるのが六月だから、もっとハッキリこう、自分の環境が嫌だなとか、こういうのは辞めようかなとか、逆にこういうところを綺麗にスッキリしたいなとか、鬱散（うっさん）っていう言い方しますけど、あと発散みたいなものが起きてくる。六月はそういうものが見つかるといいかなあ。

**鬱散**

## コラム

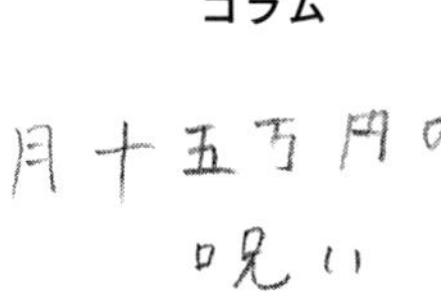
月十五万円の
呪い

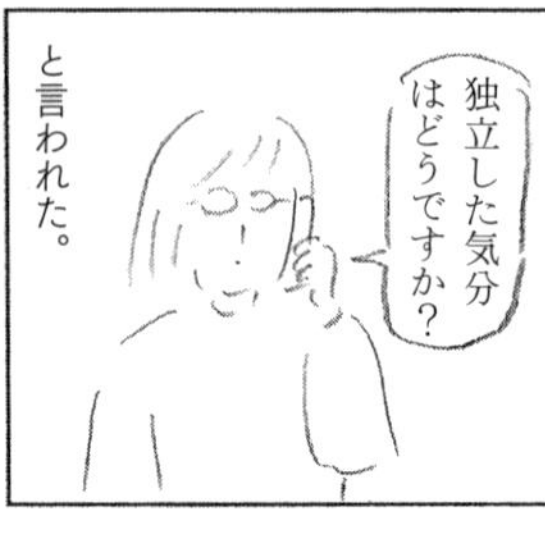
何の計画もなく、貯金もなくアルバイトを辞めたら、
独立した気分はどうですか？
と言われた。

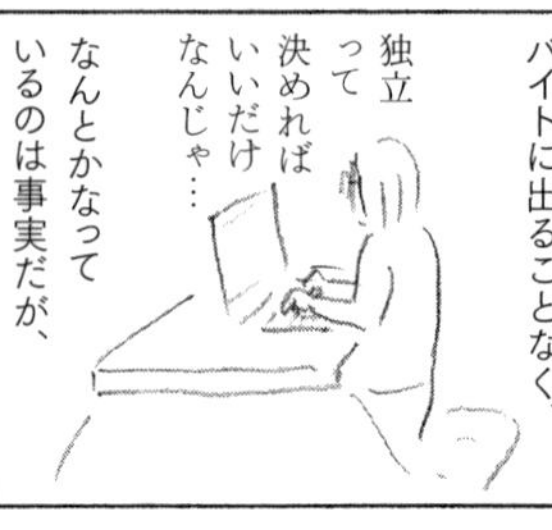
それから約二年、ほぼ外にバイトに出ることなく、
独立って決めればいいだけなんじゃ…
なんとかなっているのは事実だが、

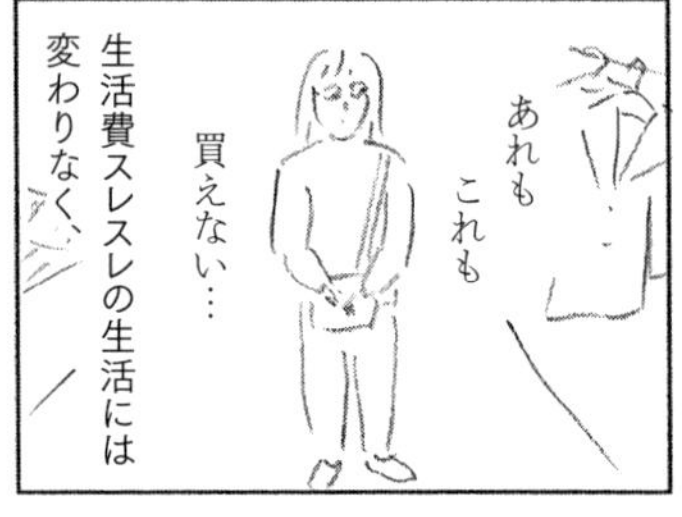
あれもこれも
買えない…
生活費スレスレの生活には変わりなく、

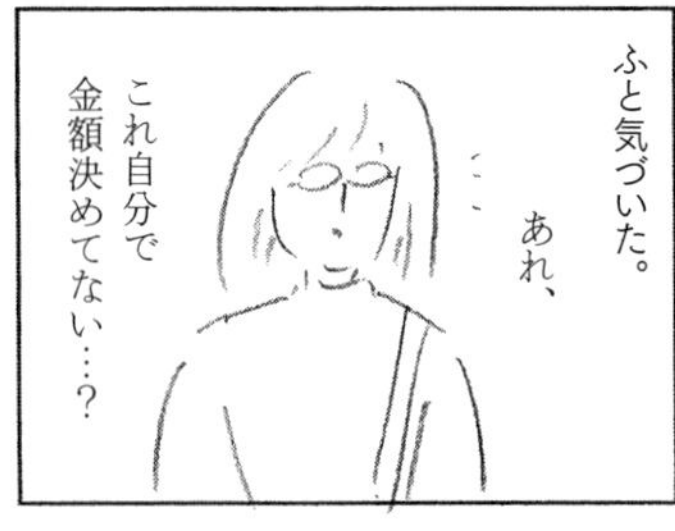
ふと気づいた。
あれ、
これ自分で金額決めてない…？

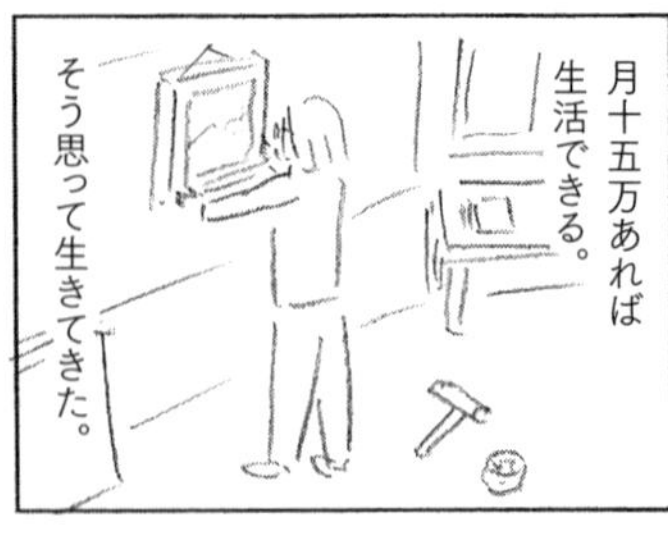
月十五万あれば生活できる。
そう思って生きてきた。

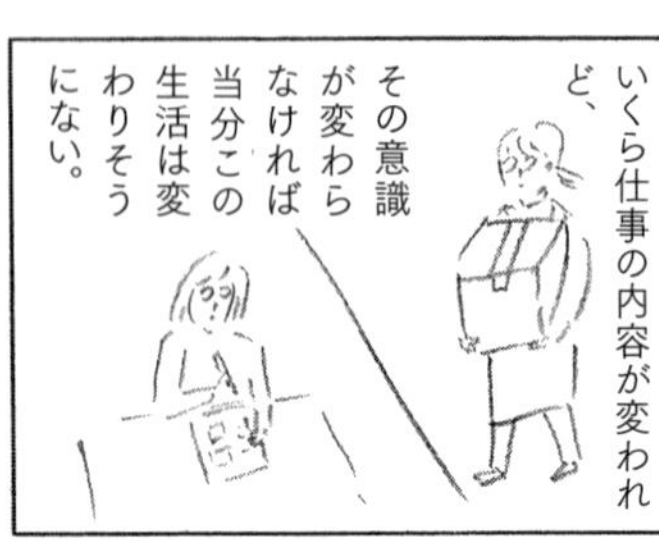
いくら仕事の内容が変われど、
その意識が変わらなければ当分この生活は変わりそうにない。

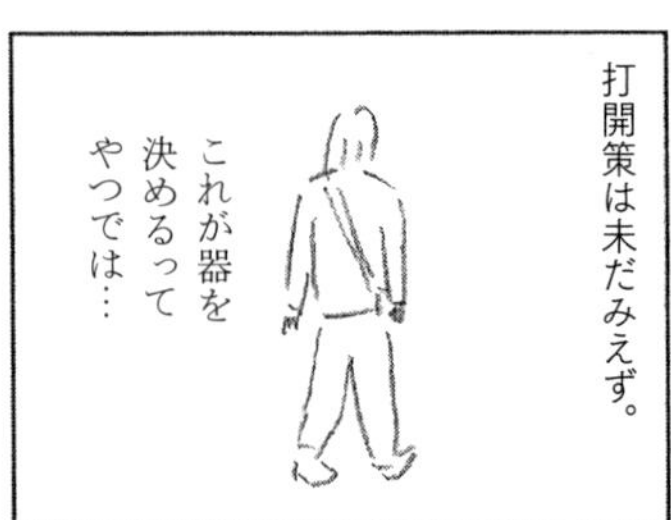
打開策は未だみえず。
これが器を決めるってやつでは…

作：鶴崎いづみ

# まず自分が動くと、環境が変わる

# 二〇二〇年六月二十八日「ラジオと整体」として放送
## 対話　江頭尚子・川﨑智子・鶴崎いづみ

### やっちゃってから考える

**川﨑**　前回最後に出てきたもの、なんとなく覚えてる？

**江頭**　お金についてどう感じてるかみたいな話をしてたところから、じゃあそれをどう使って動かしていくかですね、みたいな感じだった気がするんですけど。

**川﨑**　（笑）鶴崎さんは？

**鶴崎**　お金に関しては、最初は漠然とした不安から始まって、じゃあどう働いていこうかみたいな話になっていったから、お金とはっていうところから離れてきてるなあっていうのが前回の印象。で、環境をちょっと考えてみませんかっていうところで終わりましたよね。

**川﨑**　そこから日数が経って、もう七月になりますけど、環境的にはいかがなものでしょう？

**江頭**　コロナで休業してた勤め先のレストランがこの六月で復活してきて、でも完全にコロナ前に戻ったわけではなく、これが今の自分の環境でできる最大の働き方なんだなっていうのがみえた。そこから自分が足りなく感じてるところや、どうしていきたいかっていうのをこの七月、加えたり、差し引いたりしていかなきゃって思ってたとこです。コロナ前には戻りはしない。

**川﨑**　前はできればコロナ前のような環境に戻りたいってちょっと言ってたけど、今はそうじゃないっていうことですね。

**鶴崎**　私はお金は全然ないけど、バイトをする気にもならなくて、六月に何してたかというと、一緒に仕事をしている人に開業届出したほうがいいよとか、持続化給付金をとったほうがいいよとか言われてたのもあったんですけど、そこからすこし意識が変わり始めて、六月の頭から売上台帳をつけ始めたら今まで漠然としていた自分のお金の環境がちょっと整って感じられるようになってきて、そこからほんとに開業届を出そうかなと思い始め、いろいろ調べてたら持続化給付金がまだ間に合うらしいっていうのがわかってきて、そこから急に確定申告を始め……

**川﨑**　（笑）

**鶴崎**　提出して、それを元にいま持続化給付金を申し込んだところで、じゃあもしそれが通って百万円入ったら何に使おうかなとか（笑）三月に二百万円あったら何に使いますか？　って話していたのがだんだん現実味を帯びてきて、その、確定申告するとか、自分でお金の計画をするとか、今まで手をつけてこなかった、見ないようにしていた動いていなかったものにメスを入れ始めてるのがいま六月。ちょっと変わってきてます。

**川﨑**　かなり具体的になりましたね。あの、お金について考えたくないって言わせてるものは何かって考えたほうがよくて、お金から何か言われてるんじゃないか、それには耳を傾けたくないっていうことだったかもしれないし、でも、お金は道具だからっていうのはずっと言っていて、どう使うかっていう考え方にならないと、何でも道具は使えない。道具には必ず触れ方があるでしょ？　だから使い方って、自分の体の問題だよね。前回環境の話で終わったんですけど、今日はその環境についてお話したいなあと思ってて、簡単なんですよ、環境って。だけどみなさん今こういう時だからこうしなきゃいけないっていうパターンにはまってしまうので、そうじゃなくて、

**お金について考えたくないと言わせてるものは何か**

**お金は道具**

**自分の体の問題**

まず自分が動くと環境が変わりますよ、それだけです。鶴崎さんは動いたんでしょ?(笑)

**鶴崎**　そうですね。行動力のある人たちの行動力をバーンてぶつけられて(笑)それでだいぶ刺激されたっていうのがあったんですけど、動いちゃった。

**川﨑**　それを肯定的にみれば、動いてる人から学んでる結果だと思うんですよ。動いてしまう人たち、つまり下半身組。まずやっちゃってから考える人たちの働き方、元気の出し方。やっちゃってから考えるっていうのは大事なことなんですけど、これをやらないでおくとやれなくなります。

**鶴崎**　ふーん。それは大人になって固まってきてるんですかね?

**川﨑**　うん。もう腰の骨がね、硬くなっちゃうんです。腰の骨が柔らかい子供のときは、頭がないから、やって学ぶわけ。だけど体が固まってしまうと怖がるようになります。で、結果的に考えてからやるようになる。これがあの、完全に老化。老化は大体もう二十五歳で始まってますから。もっというと十代でもそうなっちゃいます。だけどやってから考える、色々と工夫してみる。そういう意味ではお金がいちばん簡単にまあ、目に見えてなくなるからわかりやすいですよね。

## 働いてる所に運動が起きてくる

**川﨑**　それで環境の話なんですけど、あの、ここからは整体の話で、整体は道具を自分とするところから始まってます。私の話をすると二十代前半は絵を描いてて、こんど結婚して、そうするとお家のことやるでしょ?ご飯つくったり、お片付けしたり、生計のためにパートしたり。でも自分の絵も描きたい。もう時間のやりくりのことばっかり気にしてた時があったんですけど、そのときは、これがないとこれができないってよく言ってたんです。このスペースがないと絵が描

**まず自分が動くと環境が変わる**

**やっちゃってから考える**

**老化**

**道具を自分とする**

**これがないとこれができない**

けないとか、この道具がないとこれができない。でもそれ、できないって自分に言い聞かせてるのと同じことなんです。つまり条件を自分で出してしまうと、条件からものを考える体になっちゃう。そのときは道具に頼って絵を描こうとしてたわけ。でも、これを買うためにはまたこれをしなきゃいけない。それで時間を費やしちゃうわけです。

**江頭**　うん。

**川﨑**　だけど体を壊したときにまず思ったことは、もうとにかく元気でいたい。それには何が大事かなあと思ったときに動くことだったから、自分の中に道具が揃ってるんですね。そう考えると、環境もそうなんです。自分がよく働いて、からだ全体を使えるようになってくると、働いてる所に運動が起きてくるから、そういう環境ができ上がってくるんですよ。だから、まず自分を動かしていく。そうすると、動かされるっていうこともわかってきますから。まあ、英語でいうと面白いと思うんですけど、例えば南米とかだったらパッションっていう言い方をしますね。内側から弾けるような動き。それから、エモーション。日本人のオタクの人が好きな言葉でエモいっていう言葉があるでしょ？　エモいぐらいじゃ動きません、体。

**鶴崎**　（笑）たしかに。

**川﨑**　（笑）うん、萌えぐらいじゃ動きません。根底から自分を動かすことが重要です。つまり骨盤がぜんぶ動いちゃうような動き、動かされちゃうような動きが体の中でドカンと起きると、ほんとに環境が一気に変わる。条件なんてことも言ってられない環境になってきます。じゃあどうすればいいのかなんですけど、自分はどういうときに動いてしまったかなあ。どうですか？

**鶴崎**　こう、軽々と動いて、自分の環境を変えていっている人たちを目の当たりにして、この

**働いてる所に運動が起きてくる**

**動かされる**

**根底から自分を動かす**

まま自分は動かなければ、このままここでお婆さんになっていくかもしれないと思ったらちょっと（笑）これは〜って思いました。

**動物と植物**

**川﨑**　（笑）うん、いいと思います。その、動いて生きてるものもあれば、動かないで生きてるものもあります。動物さんと植物さんですね。植物さんも動いてるんですよ。でも足がないから、その場で生きていくっていう生き方ですよね。だから（笑）その場でおばあさんになっていくのを選ぶのか、動いてる人たちを見て引っぱって貰うほうがいいのか、結局人間そうやって動かざるを得ないような環境になるもんなんですよ。

**江頭**　それって人間が植物じゃないからっていうことですか？

**川﨑**　その通り（笑）わかりやす〜い。江頭さんはどうですか？

**江頭**　食い意地みたいなことで、お金あとこれしかないけど、でもここで買ってこれをこうして食べたい！　みたいなことは、ほっといてもやってしまう素直なことだなって思います。

**動かされてるものは何か**

**川﨑**　うん、つまり動かされてるものは何かって観察して貰うとよくて、自分は何にならヒョイヒョイついていくかっていうことですよね。女の子が好きな男の子は女の子を見ると動いてしまうし、いいんです素直にそれに従って体を使えば。で、使った結果から新しい体になっていく。もっというと私はもう五十なので、五十年からだを使ってるとほうぼう古くなり始めてます。じゃあ新しくするにはどうすればいいか。まあ簡単なのは壊していくことですね。つまり代謝っていう言い方をしますけど、壊さないと新しくなっていきません。問題はその壊し方ですね。ビルをいきなりバーンって壊しちゃったら大変なのね。つまり、どうすれば負担なくものを壊していけるかにも技術がいるわけです。新しくするには壊すことも受け入れましょうっていうのが、自分の

**代謝**

体を道具にしていくためには大きいかな。みんな今までの自分にしがみつきたいでしょ？ 今までやってきてるんだから、それでやれてるんだから、何にもしないほうがいいわけでしょ？

**江頭**　うん。

**川﨑**　何にもやらなければそのまんま生きていけるんだから、こんなに楽なことはないし、これに越したことがない。でも、何も起きません。だから植物として生きる方法です。で、植物として生きるのが向いてる人もいると思って、これも認める。例えば自分は動きたくなってきたけど、付き合ってる人が植物のような人だったらそれは認めて、お別れしてもいいってことです。自分という環境を壊しながら新しい自分をつくるのが道具に頼らない環境づくりです。前も言いましたけど、そういうものには必ずモデリングがあるんです。自分から前向きに壊しながら新しくつくりかえていってる人。ちょっと想像してみてください。……どうでしょう？

**道具に頼らない環境づくり**
**モデリング**

## 前向きに壊しながら新しくつくりかえていく

**江頭**　いま保育園で働いていて、子供がやっぱり、ご飯食べてる時でもさっきまでこれが美味しいって言ってたのにもう嫌だとか支離滅裂に見えるけど、たぶんその子の中では何かが起きて変わっていってて、そこに執着しないような態度は、本人は大変なんだろうなって思うけれど、毎日別の自分にどんどん成長してるんだなあと思います。

**子供**

**川﨑**　あの、もっというと子供がすばらしいのは忘れることなんですよ。これは体力がある証拠なので。例えばいじめられた、ワーンて泣く。もう翌日にはその子と遊んでるでしょ？ これがすばらしい。忘れていけるのが、賢いことです。整体の中で唯一重要な点はそこですね。賢いって

**忘れる**
**賢い**

いうのは思いやりがあることです。つまりされたこと、したことの中の辛（つら）いことさえも忘れちゃえる。これが新しい体づくりには大切です。もうある年齢からは過去の自分でシクシク泣く人がたくさんいます。これは整体だと頭が悪いっていう言い方するんだよね（笑）頭の中の働きに停滞が起きて通りが悪いっていいます。バカな子だねとかそういうこと言ってるんじゃない。

**江頭**　詰まっちゃってるっていうことですか？

**川崎**　そう。通気が悪い状態をいってるだけで、逆にいうと、あ、そこをよくすればいいんだって素直にいい表せる所です。それどころじゃないぐらいに体を使ってれば、どんどん新しくなります。こういうことを大人になってからもやれるかどうかですね。その発想はどう思う？

**鶴崎**　百万円入ったら引っ越そうかなとか思ってたんですけど、それって道具に頼ってますか？

**川崎**　（笑）いや、その前に今までのこともう忘れちゃってるでしょ？ 最初のころの鶴崎さんの、これを解決しないともう私は生きていくっていうことが、っていうこの、お金に対してのせっぱ詰まったグーっとした力が今ないわけだから。

**鶴崎**　忘れました。

**川崎**　人間は動いてると忘れちゃえるようにできてるわけ。忘れる機能はとっても大切な機能なので。もっというと女性の働きは骨盤が緩（ゆる）んで広がりやすくなってますから、いっさい覚えてないってことが実現できる体です。すばらしい。次なにがあるかな、明日は何かな、今日の晩ご飯なんにしようかな、これだけです。本来、動物はそんなふうにでき上がってるわけ。だから女性はみなさん賢いわけです。もう八十ぐらいになるとお爺ちゃんのこと忘れちゃうしね、お婆ちゃん。

**江頭**　（笑）それ男の人はどうすればいいですか？

**川崎**　男性の場合は骨盤が閉まりやすいのでどうしても覚えてしまいます。なので、何か摑むものが大事です。体が女性ほど強くなくて働きが弱いですから、何かを持ってると強くなる。まあこないだお話したように、女性は忘れるから現実的なんだし、男性はいくつになっても趣味とか、夢とか希望を持ってることが大事なんですね。夢や希望なんてほんと、だいたいは女の人からそれは食べられるのかって叱られて終わりなんですけど。

**男性**

**江頭**　（笑）

**川崎**　要は骨盤の閉まり方からそんな働き、考えができてます。じゃあ自分はどうかなと。鶴崎さんはどっちかっていうと動物の群れっていうものね（笑）肉食動物とか見て、こう、刺激されるわけです。江頭さんの場合は忘れちゃえるんだから、次はどんな美味しいものがあるか、明日つくるものは今日よりもっと美味しいかもしれない。

**江頭**　食べたらなくなっちゃうんですよね（笑）

**川崎**　そう。手間かけてつくったものが全部一瞬でなくなる、こんなバカバカしいことできないっていう人がたくさんいます。だけどなぜやるのか。つくるのが楽しいからでしょ？　だからやっぱりお金で働いてないわけ。だけどその働きにお金が関連してるなら、まずやることはお金を稼ぐことでもないですね。自分が動けばいいだけです。これがシンプルに自分をつくり変えていく方法ですから。鶴崎さんはそういうふうに動いてる人、想像難しいですか？

**自分が動けばいいだけ**

**鶴崎**　私は川崎さんもそうですけど、もう一人川崎さんと同年代で、女性一人で活動してる人が浮かんで、二人とも離婚して家族環境も自分で変えて、どんどん動いててどんどん環境が（笑）変わっていってすごいなあと思いながら見てるんですけど、年上の女性が浮かびました。

**川﨑**　うん。あの、自分の中のモデリングがほんとに、ちょっと先の自分でもあります。これが想像力を育てていくことなので、子供の中にそういうものをみたり、身近にいる年上の女性にそういうものをみたらそれは自分なんです。で、そうありたいなって思ったらそうすればいいだけ。とにかく整体は年齢が関係ないので、そういう働きをみて自分が変わっていくことも認める。そしたら環境を考えるって自分が動けばいいことだから、お金は関係ありますか？

**江頭**　ないですね。一センチ動くだけでも動いたことになるっていうことですかね？（笑）

**川﨑**　（笑）そうそう五ミリでも。まあ今、お店をやってる人はほんとに大変な状態になってますけど、整体はつねに道具を持たずにおこなえるから、お金と関係がないところから動かすことが最終的にそういうところまで通用してくるんじゃないかなと思いますけれど。

**ちょっと先の自分**

## 想像力で動く

**川﨑**　特にここで話してるお二人は芸術と関わってることを踏まえてお話をしてますから、あの、芸術ってもともとお金じゃないじゃん。こないだ久しぶりに明石家さんまさんのラジオ聞いたんですよ。面白かった～。いま自分は全然役に立たないって言っててね。たしかにお医者さんとかと比べたら役に立たない事実がありますけど、私は二時間お喋(しゃべ)り聞いて元気になったからね。役に立たないけど元気になることがこれだけあるって何だろうってことでしょ？　やっぱりそれは人間がお互いに支え合おうと思って出てくる力で、これが想像力で動くんだから、鶴崎さんが言ったようにそのお金で何しようかなって考えてみるとほんとに、元気になるでしょ？

**鶴崎**　パーマかけよっかな。

江頭　え、見た〜い（笑）

鶴崎　なんかあの、今まで触ってこなかった所を全部、

川﨑　そうそうそう、

鶴崎　家もそうなんですけど、部屋の中もお金ないから新調できないとかずっと、

川﨑　もうほらほらほら、

鶴崎　引っ越せないとかずっと思ってたものに全部にメスを入れていく。

川﨑　（笑）前も言ったように二百万円っていうのは東京では持っておいたほうがいい感覚なんだから、それぐらいのお金を使うのも自由なんだっていうふうに気持ちを楽にして貰ったほうがいいと思うし、パーマかければいいじゃん。

鶴崎　（笑）まずパーマかけます。

川﨑　そこからだと思います（笑）もう七月は本格的に夏で、七夕もあるので、どうやって遊ぼうかなを書き出す時ですから。何をしたいかを大量に短冊に書いて、笹にワサワサなるまでにして貰って、ほんとはそれを笹ごと川に流すそうですけど、まあちょっと難しければ翌日にぜんぶ破って捨てたらいいです。お願いなんてもういっぱいしたほうがいいんだから。

鶴崎　いっぱいしたいです。

川﨑　（笑）ここまでで何かあれば。

江頭　自分のいまの環境って、そこにいるとわからなかったりするような気もするんですけど。

川﨑　大丈夫、大丈夫。自分の好きなよ〜うにしてたら、だいたい周りからいじめられるか（笑）自分が嫌になってそこから離れるか、どっちかです。それが自然なんだから、そうやって自分

の環境がどんどん整ってきて、自然とそういう場所に流れ着きます。こうしなきゃいけない場所なんて地球上どこにもない。最初に戻るけれども、どう壊していくかが大事です。あれ、と思ったら、周りの環境がいけないんだじゃなくて、まず自分の思い込みを見直したほうが軽いよね。だけどみんな頑張るでしょ？ ここにいなくては……って（笑）

**鶴崎**　ほかに行き場もないから……

**川崎**　ほかに行き場がないっていったらもう他に行かないわけです。環境で大事なのは欲求ですから、好奇心とか想像力っていうのは、新しいものをつくったり、考えるときに大事だと思います。なんか欲求が出てきてよくなりましたね、みんな、こうしたいが出てきて。このあたりでお二人の七月のテーマをちょっと聞いてみたいなと。お金の話でもいいし。

**鶴崎**　百万円を手に入れて、パーマかけて引っ越します。

**江頭**　いいな～

### 紙に書く

**川崎**　いいな～だって（笑） あとね、大事なのは紙に書くことですよ。やっぱり何に使いたいかって夢とか希望に関係あるでしょ？ ですからいっぱい書いといて、それやってると、どうしてそうしたいのかっていう必ず共通したところがあるんですね。さっきの鶴崎さんの表現だと、メスを入れるっていう言い方があるじゃないですか。何にメスを入れるの？ っていうことだから。

**鶴崎**　動いてないものぜんぶ。あと私、江頭さんちを見に行きたいな。

**江頭**　あ、はい。

**川崎**　（笑）ちょっとこう、とっかかりが出てきたね。じゃあ、このへんで。

自分がやれば、やっただけのことがちゃんとある

## 二〇二〇年七月二十六日「ラジオと整体」として放送
### 対話　江頭尚子・川﨑智子・鶴崎いづみ

### 自分が働いた運動で、でき上がってる

川﨑　江頭さんはこの一ヵ月あっという間だったそうですけど、鶴崎さんはどうでしたか？

鶴崎　長くは感じなかったけど、あっという間っていう感じもしなくて、まあ百万円が入ったっていうのが……

川﨑　ほんとに、まずそこからですよね。でも一つ言っておくと、すでに頑張ったからっていう前提があるので。あの、どんなお金もそうですけど、いきなりお金が入った時って当たったように思う人が多いんですけどそんなことはなくて、それまでに結構、頑張った後だったりもします。

鶴崎　うん。

川﨑　そこまで頑張ってきた結果で、お話を聞いてやってみた結果、その仕事にはそれだけのものが必要なんですよって渡されたお金だと思って、だから金額っていうものは、自分が働いた運動で、でき上がってるっていう実感なんですよ。要は加算式にものを考えるっていうことをいってるだけで、でも、不思議と今なかなかこの想像力は伝わりづらいんですよね。もっというと、誰かに運動してもらうことはマイナスなんですよ。誰かが働いたお金で食べてると、運動能力を他の人に任せちゃってるから自分の体力を減らすことが多い。まあ八月は遊ぶ月なのでね、あんまり働きましょうとは言えないですけど、でも体を使ってお金を得るのが楽しいのであれば、遊び

**金額**

**マイナス**

と仕事が一緒になってもいいと思うし、そういう考え方ってどうですか？

**江頭**　働くことが、単一にこれが私の職業ですドーンみたいなことじゃなくて、季節だったり、年の状況によってこう、つぎはぎしながら暮らしていけたら楽しいだろうなあって（笑）

**楽しく働いて**
**お金は貰える**
**真面目**

**川崎**　いやあ、もうそれでいうと、楽しく働いてお金は貰えますから（泣）あの、いまの十代二十代三十代の人は真面目なんですっていうことをずっと言っていて、どうしてかといったら、その前の大人が深刻そうな顔してるからで、でも私が子供の時は、ヘラヘラしたおじさんとかおばさんがいっぱいいいたんですよ。お金がなくてもニコニコ生活してた人がたくさんいて、もっというとお金の貸し借りも笑い話になるような環境だったので、やったらやっただけ貰えるし、働けなかったらみんなで考えようかっていうふうに単純だったんですけど、いま頭脳労働がすごく増えちゃって、だからって肉体労働はなくなってないんですよ。でも肉体労働って嫌われるじゃない。だけど不思議と筋トレはみんなするでしょ？　筋トレするぐらいだったらほんとにあの、掃除のバイトしたり……。掃除でつく筋肉すごいですよ、美しいです。あと運搬の人たちの背筋とかね。つまり働きと金額と、運動量っていうのは如実にわかりやすいわけです。頭脳労働でもそうで、頭脳をよく使っているのかそうじゃないのかもそれなりに目に見えるものなんですよ。だから、つぎはぎじゃないのよ。江頭さんも今までに働いたものがちゃんと体の中にありますから、その上でまた働けばいい。とにかくお金と一緒で、働くことに対して嫌だなっていう先入観を持つ必要がないんだよっていうことだけかな。どうですか？

**江頭**　つぎはぎって、私はあんまりネガティブなイメージでは思ってなくて、そうやって色んなものが組み合わさってるから、変化に対して柔軟に対応できたりするのかなあって。

**川崎**　そしたらそれは自分なりのパズルみたいなものでね、組み合わせていく、そういう表現ですね。つぎはぎっていうのは、あるものが痛んだり、足りなくなったりして、継いでいく、剥いでいく、つまり修正することです。つぎはぎっていう年齢でもないからさ。あの、つぎはぎっていう言葉を選んだところに、ちょっと自信のなさがあると思うのね。

**江頭**　うんー

**川崎**　そうじゃないんですっていま言えたんだったら、もうちゃんと自信があるんだから(笑)東京にいるとみなさんどうしてもまず肩書きから仕事を選ぶことが多いし、肩書きを持たないといけないって頑張ってる人もいます。あと、肩書きに金額がくっついてる職業をたくさん目にするので、まあ、そういう仕事がしたい人にはもう如実にわかるような所で働いてもらうしかないけど、じゃあ自分はどうかなあ。まあ逆にいうと肩書きがあるのは楽じゃん。

**江頭**　うん。

**川崎**　その通りだし、一番わかりやすいかもしれない。鶴崎さんはもう実際に自分の仕事が認められて、じゃあ頑張ってくださいね、続ける意志がありますか？ってお金を渡されたわけだから、つまりそこには予算があるわけです。だから期待されてるともいえることなので、これにどう応えようかなあ、ここがやっぱり自分で仕事をしてる人にとっては面白いことだと思うんですよね。実際問題、最初に二百万をどう使うかっていう話をして、次、想像することだったり希望を持つことだったりの話をして、こないだは、願いごとを書いてもらったりね。あれから書きました？

**鶴崎**　書きました。四十個ぐらい。

**江頭**　私は三十個ぐらい。

## 肩書き

**発想づくり**

**気**

**川崎**　なかなか百個も出ないんですけど、でも搾（しぼ）り出して百個は書けたらいいよね。つまり発想づくりをしてるわけで、ないところからどういうものをつくろうかって、鍛えてることにもなるんですね。今のところ二人は三十とか四十ぐらいの想像力です。だけどやっていけばそれが倍になる。ここでこうやってああいうことやってっていう時に希望とか夢とかが影響するし、もっというと整体で面白いのは、気は一人だと一人分ですけど、二人になったら二人以上の力、三人だったら三人以上の力、人数が増えると全然違う力が出てくる。あと作用も変わる。それはもう計りしれない。そういう一人じゃない可能性が何人かで何かおこなう時には出てくるので。自分の願いが四十でも何人か集まるとものすごい数の願いになりますね。その力でものができ上がっていく。だから、人間が夢とか希望とか、願いを書くことは面白いことなんです。

## どうしたら軽くなるんだろう

**川崎**　じゃあ、八月。前回、軽くなりたいっていう話をしてたじゃない。

**鶴崎**　そうですね、身軽になりたい。

**川崎**　まあ、いまパーマはかかってウエイビーになってますから、あの（笑）あと引っ越しか。

**鶴崎**　お金が入って、まずパーマをかけ、古いもの捨てて、新しいものを買い直したり、物件もちょっと見てみたりとか、この機会に色々やりつつ、で、引っ越しを前提に押入れの荷物をどんどん減らしていこうと思って、整理してたら四分の三ゴミだったんです。

**川崎**　（笑）

**鶴崎**　それで、昔のメモとか出てくるんで、ちょっと見ながら捨てたりとか（笑）してたらやっぱり変わってないっていうか、今までは適当にバイトしながら自分のしたいことを家でやればいいやと思っていたのが、だんだん、いや、自分の楽しいことと仕事してお金を得ることを一緒にしていかないと、とても続けられないとか何回も何回もメモに書きながらやってきてて、今こんな状態になってるんですけど（笑）やっぱり時間はかかっても自分が考え続けてることって実現するなあっていうのを押入れを整理しながら思って。あと、七夕でいろいろ願いごとは書いたんですけど、これって自分が仕事を頑張っていけばぜんぶ叶うんじゃないかなと思って……こう、まとまってきたところにポーンとお金が入ってきたような感覚があって、だから、八月は環境をもっと整えていこうかなあって。まあ引っ越しですね。

**川崎**　そうね。それはほら、二百万のときもそんな話をしてたでしょ？仕事がしたいから仕事環境をなんとかしたいっていてもう二ヵ月前から言っていて、まあ、とにかくまとまったお金が自分の仕事に必要な人にはちゃんと動きますから。ないって言うとなくなるんですよ（笑）お金ないって言う人いるでしょ？どんどんそういう願いを叶えてるわけね。言ってる意味わかります？

**鶴崎**　お金の話をしてきて、やっぱり子供のときの環境、親がお金で困ってたとか、いまでもお金に困ってる人はそういうの引きずってるなあっていうのがみえるようになってきて。

**川崎**　そうそう。親から伝えられたことを素直にやってるだけだから。自分はまったく新しい人間なのに、そういうものだと思って同じことをしてしまうんですね。まあ鶴崎さんも生活が変わらないって言ったら変わらないことを続けるだけなんだけど、変わらないことに飽きちゃって、色々やってみたら簡単でしょ？やればいいだけなんですよ。自分がやれば、やっただけのことがちゃんとあるから。じゃああの、今までゴミを押入れに（笑）

**まとまったお金が必要な人には動く**
**ないと言うとなくなる**

**鶴崎**　何を私は持っていたんだろうって（笑）定期的に整理はしてて、もう捨てるものないって毎回思ってたんですけど、やっぱり齢を重ねるほどいらないものが増えてきて、四分の三ゴミだったのが（笑）すごかった。

**川﨑**　（笑）もうね、時間が経ってることに本人が気がつかないんですね。だから軽くするためには二、三年放置されたものはもう通用してないと思って、空けてくといいと思うよ。あの、お家もそうで、いまのお家は自分なんですよ。だから動いてみたら古いヤドカリの殻だったわけですよ。新しい所はまたちょっと違うかもしれない。どうしたら軽くなるんだろうっていうのは、いま夏だし、体の中とか考え方の中に見つけていくといい季節なのかなあ。江頭さんもほら、片付けたいって前回言ってたじゃない。

**江頭**　片付いてないです（笑）

**川﨑**　（笑）今すごいニッコリしたけど。

**江頭**　片付けはできてないんですけど、こないだ日曜日にピカーッと晴れた日があったと思うんですけど、あの日に布団とか布をバーッと干して、それだけで部屋が軽くなりました（笑）

**川﨑**　もう生き返ったよね。みんなそう感じたと思うよ。こんなに一ヵ月も雨が続くってなかなかない。私が覚えてるかぎりでも、何年前だろう、長雨が続いてお米がとれない年があって。

**鶴崎**　タイ米を食べた記憶があります。

**川﨑**　そうですね、それに近い感じがする。だけどそこでも、タイ米なんか食べれるかーっていう人と、これは初めて食べるけど、食べようによっては食べれるよっていう人がいたと思うんですよ。だからそれさえも、とにかく全部一回は受け取ろうよと。整体では前向きに何でも受け取ろ

**家は自分**
**どうしたら軽くなるんだろう**

うよっていうのがあるから、受け取り方によって体づくりをしていくようなものがあるんですね。そしたらあの、ゴミを捨てたらどうなりましたか？

**鶴崎**　風通しがよくなりました。押入れもですけど、気分的にも風が吹き抜ける感じ。

**川﨑**　江頭さんはどうですか？ 片付けた経験あるでしょ？

**江頭**　空っぽが現れましたね。私も去年の夏にかなりまとまった量のガラスの塊とかを（笑）

**川﨑**　彼女の場合は、制作した作品を捨てたんですよ。

**鶴崎**　あー

**川﨑**　押入れの中に制作した作品をまるごと入れて何年も置いとくということはどういうことか、そしてそれを捨て去るということはどういうことかっていう。これ、ものづくりする人にとってはけっこう大きな課題だと思うのね。あなたが会社員だったらそういうことってなかなかわかって貰えないと思うんですけど、ものをつくったり、そういうお勉強をした人だと、生き方どうする？ っていうところと重ねちゃうわけよね。で、それを捨てるのもなかなか大変だという話をしたときに、じゃあそれを売るとしたらいくら？ って江頭さんに聞いたの。なんて言った？

**江頭**　あれ、いくらって言ったっけ。もう忘れちゃった（笑）

**川﨑**　（笑）二百万って言ったんです。学生時代か、大学を出てすぐ制作した私の作品は二百万です。で、そのときに私は、あなたそれは学費でしょ！ って即答したわけよ。

**江頭**　うん。

**川﨑**　つまり、これだけ勉強したんだからこういう作品でっていう、その作品とのいろんな葛藤を押入れに抱え込んだまま働いてたわけよね？ だからこれって、意外と大きいんですね。まあ今の状況でお店を閉めなきゃなんない人たくさんいるでしょ？　お店を閉めるっていうのは金額じゃないんですよね。だけどそれはお店をやったことがない人にはわからなくて、補償しますからっていう問題じゃないんですよ。生き方をどうしますか？　っていう問題だから。閉められない人は赤字でも続けるし、生き方だからさ。で、実際それを捨ててみれば、例えば学校に行ったことは無駄だったと。そういうことに気がつく意味で大学行ってもいいと思うんです。私は高校行きましたけど、私には高校は無駄だったかもしれない。そういうことに学校へ行って気がつく。それも大事な経験なんですよね。金額じゃない。それを経たうえで働くためのお片付けをいま始めてるんだから、冷蔵庫も新しくなったし、つくる環境でいうとお料理になってるわけじゃない。

**江頭**　うん。

## 新しいものは自分の新しい所が選んでる

**川﨑**　夏場はほんとうにお片付けにいいシーズンなので、お家の中で軽く過ごせるかどうかっていうのは取り組めることだと思うんですけど、何か買ってみたら？

**江頭**　買う、ですか？

**川﨑**　うん、調理器具を。大事ですよ、運動が変わってくるから。

**江頭**　ああ〜。ペティナイフっていう、ちっちゃい包丁欲しくて、ちょっと、ネットで見たりしてるんですけど、それはいいですね。

**川﨑**　それはネットで探すよりは勤めてるレストランのほうに聞いて買ったほうがいいかな。手入れの仕方とかも教えてくれるから。そういう意味では仕事道具。鶴崎さんはどうですか？

**鶴崎**　パソコンは満足してるんですけど、私はデスクトップを使ってて、パソコンがあるとパソコンに張りついちゃう人間なので旅に出ると離れられるのがよくて。でも、いま父親の脚が悪くなってきてて、ちょくちょく実家に帰ってきてほしいとか言われてるんで、そういう時にノートパソコンがあるといいなって、まだ買わないですけど、考えてはいる。

**川﨑**　なるほどね。じゃあ、前言ってたようにやっぱり、デスク周りからやる？

**鶴崎**　いや、引っ越し。

**川﨑**　じゃあ引っ越しを具体的に。夏は欲求をちゃんと発散させることなので、どうしたいか、どうしたくないかをもうちょっとこう、ハッキリさせる。ここまででご質問ありますか？

**鶴崎**　引っ越し先をどうやって決めたらいいかっていう話でもいいですか？縁もゆかりもない土地に行きたくないなっていう気持ちがだんだん（笑）

**川﨑**　お姉さんになってきてね、そうよね。わかるよ、うん。

**鶴崎**　今までは縁もゆかりもない所に物件だけ見てバーッと引っ越してたんですけど、それもどうなのかなって。土地に呼ばれるとかいうじゃないですか（笑）

**川﨑**　（笑）そうね。それでいうと私この家を決めたのはその、スピリチュアル系女子ですよ。その前に三十で母が亡くなって、八王子から実家のある宮崎まで行って、そこで看病しようと思ってお家を借りて、母も一緒に住むつもりだったんですけど亡くなってしまったので結果的に戻ってきて、だけど犬を飼ってしまったので、犬と生活できる所がよかったんだけど、その当時あまりなかったんですね。もともとは八王子駅のすぐ近くに住んでたのでとっても便利だったんだけど、探して、西八王子の駅からちょっと奥のアパートを借りて住んだはいいんだけどやっぱり

**夏は欲求を発散させる**

**引っ越し先**

あんまり居心地がよくなくて、一年半か二年ぐらいずっと一生懸命探してたんです。で、ある日、寝てるときに、一生懸命坂を登ってる自分がいるわけ。

**江頭**　夢の中でですか？

**川﨑**　そう。登っていってその上に自分の家があるんだと思って。それで翌日ネットで探してたら高尾に古い平家が出てて、動物可って書いてあるし、よし、行ってみようと思って、自分が住んでたアパートからテクテク歩いていったら坂を登っていくわけですよ。物件見る前に、あ、ここに住むんだーと思って（笑）着いたんだけど、お金一切ないんですよ。だけどカードはあったから、敷金礼金、家賃分はなんとかお金を借りて……犬がいるとまた高いのよ。

**江頭**　ああそうなんですか。

**川﨑**　動物がいると汚すから、敷金とかは余計にかかるんですけど、でも、すぐ決めちゃった。だから本気（笑）で、これっていう条件だけは絶対譲らない。そうすると多分、時間はかかっても見つけられると思うし、嫌なことがあっても我慢できる。

**江頭**　そのときは、犬と一緒に住めるっていうことが条件だったっていうことですよね？

**川﨑**　そう。しかも犬が、そのちょっと前に死にかけの子猫を見つけちゃって、動物病院に連れていってその猫も飼うことになっちゃったんで、もうどんどんお金なくなるわけ（笑）でもそういうもんです。何かが動くときって一斉に動く。今はどうしても選択できちゃって、選択しなきゃと思い込んでますから、これだってまず自分の中で決めればいいよ。じゃあ鶴崎さんの八月のテーマは引っ越ししやすいように色んなものを絞っていく作業だね。仕事場をどこにするかっていうことだから、それはけっこう大事。江頭さんは今、片付けはそういう状態だから。

**本気**

**一斉に動く**

**江頭**　でもさっき、何か買ってみたらって言われたことで、何か新しいものを入れると押されて動くっていうか（笑）あ、そうかもって思って、最近あんまり買い物とかしてないし。

**川﨑**　新しいものは自分の新しい所が選んでるからね。自分の体の中の新しい所がこういうものをやってみたらどうかなって思うものだから、好奇心て大事なんですよ。じゃあ現実にある程度動き出したことと、八月の体はもう冬までの準備をしてるっていうふうにみます。だから、自分が冬場にはどういう仕事をしているか今から想像していくといいと思うし、あとは、こういうことはもう終わらせたいでもいいし、欲しいもの買いたくなってるんだったらそのために働くでもいいと思うんだけど。ここもね、ちょっと言っておきたいんですけど、欲しいものを買うために働いてほしいですね（笑）今あんまりそんな働き方しないでしょ？

**鶴崎**　車欲しいとかですか？

**川﨑**　そう、車欲しいから働くとかさ。欲求のために働くっていうのはほんと、ダイレクトに買ったもので表現されていいんだよね。欲しいものない？

**江頭**　うーん、いま欲しいのはペティナイフだったんですけど、

**川﨑**　じゃあそこから始めよう。ペティナイフを使ってつくる料理。夏はどういう料理を食べたいか、秋はどういう料理を食べたいか、冬はどういう料理をいま、食べたいか。お金の話から変わってきましたけど、あの、欲求をこう、方向づけに使ってもらって、具体的に買ったり遊んだり、動いてみてくださいっていうことで、今日は終わりにしたいと思うんですけど、どうでしょう？

**鶴崎**　そうしましょう。じゃあ、今日はこのへんで。

**新しいものは自分の新しい所が選んでる**

**欲しいものを買うために働く**

夢は寝てる時に見るものじゃなくて現実でみるもの

二〇二〇年八月三十日「ラジオと整体」として放送

対話　江頭尚子・川﨑智子・鶴崎いづみ・野上麻衣

## どんな人にも収穫がある

**川﨑**　今日は青梅の江頭さんのお宅に出張しておりまして、ご飯をいただいてまったりした中で始めたい思うんですけど、ゲストもお迎えしているので、よかったら自己紹介をどうぞ。

**野上**　野上麻衣です。今日はいろいろお話を聞いたり、話したりできたらいいなと思います。久しぶりに四人で会えて、嬉しいね。

**川﨑**　あの、三人でお話するのとちょっと違って、あとは、若干年代が違って、野上さんは少しお姉さんなので、できるだけワーっと話がいろんなところに飛ぶほうがね（笑）楽しいかなあと思います。前回、長雨の後だったりしたんですけど、その後の八月がとんでもなく暑くて、そんな中でお家にいなきゃいけなかったりして、前回はどんな話をしたかがもう暑さで……

**江頭**　（笑）忘れて。

**夏眠**
**シエスタ**

**川﨑**　体温以上の所にいると夏眠(かみん)ていってね、冬眠の反対ですけど、動かなくなるもんでね。だからシエスタっていうのはそれのためにあるもので、あとはヘラヘラ笑うとか、あったかい国の人の習慣を真似していただいて、思い詰めない。夏はそういう意味でも遊ぶ月なんですけど、みなさんどうでしたか？　あと数日で九月になりますけども。

**野上**　八月はちょっと暑かったので、ボンヤリしたり、あと私は山が好きなので、だけど今年は遠くには行けないから、高尾山に行ってみたり、川行ってみたりして、なんとか（笑）余った体力を発散してました。

**川崎**　（笑）うん。どうですか？

**鶴崎**　私は今日も昼間に昼寝したりして自己嫌悪に陥ったんですけど、いま夏眠ていう話を聞いて大丈夫だと思えました。

**川崎**　自己嫌悪はなんで？

**鶴崎**　もっと働かなきゃいけないんじゃないかと思って、真面目なんですかね。

**暑い国の労働の仕方**
**休み休み**

**川崎**　あら〜。もうほんとあの、暑い国の労働の仕方っていうのがあってね。暑さで危ないので、ちょっとやっては休んで、ちょっとやっては休んで、そんなふうに働く中に休み休みっていうのが必ずくっついてるものなので。ところが日本式の働き方だと、何時から何時まで働くとか、時間の管理で働こうとするからいろいろと不調が出てくるし、あとは空調が効いてる所にいることで頭の中は一定のリズムを保っちゃってますから、もっとあの、ゆっくりでいいっていうことよね。まあ南米のほうもそうですね。涼しい時間にちょっとだけ働いて、それで十分生きていける。そっち基準で考えると日本は大変ですからね。江頭さんどうでしたか？

**江頭**　夏がピョンって飛び越して秋になった感じがしているんですけど、どう過ごしてたかというと、今年はけっこう汗をかいた感じがあって、去年の夏はあんまり働いてなくて家にいたんですけど、ことしは毎日通勤してるし、夜もフラフラ散歩して、でも、もうちょっと開放感が欲しかった。毎年花火大会とか行ってて、そういうのがなかったのが、こう、飛び越しちゃった感じがする。

**川崎**　花火が夏だったんだね。あの、最初はお金の話で始まったんですけど、働き方とか、仕事

## 収穫

の話になったりしてて、環境っていうところまでいったと思うんですよね。だけどいま話したみたいに過ごし方からみる仕事でもいいと思うし、そして次、秋になるので、いちばん大きいのは収穫っていうことですね。ほんとに地球上のみなさんこんなに頑張ったんだから（笑）まあ、知らないままの人もたくさんいると思いますけど、それでも必ず収穫があるもので、九月からは収穫していくことだと思うんですよね。春は芽吹きでしょ？ で、初夏から育って、雨が降って、夏は発散して成長があるんだから、その結果、体の中には何か実りがあるはずなんです。江頭さんは今年はけっこう動いた。動いた人には必ず収穫がありますから。あとは野上さん、今までの話を聞いててそのご感想もいただければ。

**野上**　ああ、そうですね。こないだ川﨑さんと電話した時にもその話をしてて、その、最初お金の話だったのがね、あ、最初っていったら失礼？（笑）

**全員**　（笑）

**野上**　まあ、今年はコロナのこともあったし、そんなことも含めた日々の生活の話だったり、自分の仕事の話とか、その、お金の話じゃなくなってますよねっていう話をして（笑）なんだろうなって考えてクスって笑っちゃったんだけど、夢を叶える教室みたいになってませんか？ とか。

**江頭**　（爆笑）

**野上**　自分も聞いててそうだけど、二人も、川﨑さんが言ったことをじゃあ、次までにやってみましょうみたいな感じになってて、叶ったことだったり、そうじゃないことだったり、これからのことを話して、それでまた次に繋がってくようなところもあるから、やってみた時に次みえるものが毎月更新されてくのはなんか面白いなあと思いながら（笑）聞いてました。

川﨑　あの、ほんとうは課題を出してるつもりじゃないんだけれども、どうしても、これ録音してるってことだけでこのお二人はね、すごい身構えちゃうところがあるわけですよ。

野上　そうなんだねー

江頭　そうですよ〜！（笑）

川﨑　ラジオだからお喋り（しゃべ）りで盛り上がるといいですね〜なんて言ってたわりには始まるともう、ジッと黙っちゃうわけ。喋る人間が私しかいなかったら落語をやれっていうこと？って、なるでしょ。だからなんか放送大学みたいになってたわけよ。今もほらすごい一生懸命聞いてるでしょ？

江頭　ほんとだ（笑）受講してる感じになってた。

川﨑　例えば私が黙っときましょう。いまから三人で喋ってみてください。

## 欲求は言っていいこと

### 夢がない

江頭　……うーん、何を話しますかね。夢を叶える教室？（笑）そのワードが衝撃で、でもその夢がないことに気づくところからだったかなあ。最初に二百万円あったらっていう話をして、夢ないですねーっていわれて、あ、夢ないんだーっていうのが、何でしょう、夢を叶える教室以前みたいな（笑）ところだと思います。

野上　それは私も仕事してて、やりたいこと忘れちゃってて、もう何年も前に川﨑さんとメールをしてた時に、夢は寝てる時に見るものじゃなくて現実でみるものですよって言われて、あ、叶えられるんだとか、叶えていいんだと思って、そういう夢、忘れちゃってたなあって気づいて、その辺りからそういうことは考えてたなあ、とか。ほらまた私、喋っちゃってるから（笑）

**鶴崎**　遊ぶこととか夢を持つことがつくることに生かされていくからっていう話があって、八月はいろんな所に行ってみたり、夢を持つことの大事さを反芻しながら過ごして、まあ夢を叶える教室かもしれないですけど（笑）だいぶ意識するようになったかな。

**江頭**　なんか、夢っていわれると身構えちゃうところが自分にはあるかもしれないですね。夢らしいこと言わなきゃみたいな。そうじゃなくて、新しいパン屋行ってみたいとか、この川沿いの道を今日はこっちに行ったらどうなるだろうとか、そういうことでもいいのかなあっていうのは、夢ないですね〜って言われたところから（笑）考えたことかなあ。

**鶴崎**　そもそも最初に三人でお金の話をして、あまりに夢がなかったところから展開してるから。

**江頭**　そう。お金があったら年金を払うとか言ってた（笑）

## 欲求は言っていいこと

**川﨑**　（笑）あの、お金と夢は別だけど、お金と欲求は関係があるでしょ？　欲求は言っていいことなのに、それをお金とすり替えちゃってることが多い。いま江頭さんが言ったみたいに、夢に身構えてるっていうことだから。だけど、夢は欲求でよくて、そして夢だから、いっぱいこう、とんでもないことでも想像していくことが大切なんです。私が子供の時は、明日ということをよく言ってたんですよね。キャンディ・キャンディっていうアニメーションがあって、その歌が、あしたはどこから生まれてくるの？　私はあしたが好き、っていう歌詞で、明日があるからって励ますっていうね。あとは、いじめられたり、親がいない主人公がとっても多くて、つまりその頃は、社会に出るといじめられるよっていうのが前提だったんです（笑）不幸だったり貧しいところから自分で開拓していけるんだよ。つまり夢って、現実が厳しいときほど鮮明なものが出てくるんですよね。だから、今はもっと楽に欲求で考えていいと思う。

**想像力がつくる**

**ふざける**

**江頭**　うんうん。

**川崎**　それこそ脇道に行ってみたいとかでもいいし、イモ虫になりたいとかでもいいんですけど(笑) それを即、イモ虫になんかなれないよってまた想像しちゃうでしょ? やりたいことは夢なんだからとんでもない感じでも全然いいんですけど、でも、とんでもなくないんですよね。一人一人が想像することって結構、具体的だったりします。ただこんな話をすればするほど胡散臭くなります(笑) それだけみんな、そういう話をする機会を持ってない。

**野上**　そういうことか。するほうもそうだし、聞いてるほうもそういう機会がないから。

**川崎**　そうね。だから、夢の話をしないわけですよ。もしかしたら明日、野上さんにミュージシャンになりませんかってオファーが来るかもしれないんですけど(笑) こういう想像をしてみることなんですよ。そしたら私なに着ようかな? とかさ。具体的に面白いと思えることでしょ? あとさっき鶴崎さんが話してた、チョコレート色で可愛いと思って買ったブロックがあって、それはなんの役にも立たないけど可愛いから手に入れたわけで、てことはそれを可愛くつくる人がいて、そういう想像力がそういうものをつくるわけでしょ? そしてそれで喜ぶ人がいて、成立して、夢が叶うわけでしょ? だからやっぱり、とんでもなくないから、とんでもないこと考えようよ。そのためには面白がることが大事だし、普段からふざけるっていうことを(笑) ふざけるっていうことかなあ、もしかしたら。まだ野上さんの年齢なら、ふざけるを知ってるかな。

**江頭**　え、それは年齢が下がるほど、ふざけがなくなっていくっていう現象ですか?

**川崎**　そうですね。例えば一番ふざけてる人でいうと、志村けん。つまり、ふざけた人をやるために人間であることをほとんど辞めちゃってるわけです。コメディアンっていう世界のために個人がいなくなっちゃって、バカ殿になりきっちゃったわけだから、これがあの、ふざけるっていうことなのね。本気で喜んでもらうことに夢を持つ、そこの中にやっぱり仕事がある。私の世代は、ちょっと上がロックなんですけど、もうパンクなんですよ。弾けるほうが先だったりして、まさか五十まで生きてるとは思わなかったっていう人たちがいっぱいいるんです。だから、そういうくだらない人になりたいんだ、も夢なわけよ。実際いろんな年代の人と喋っていけば、私の上の人たちも十分夢を持ってますし、二十代の人でも夢を持ってるはずです。ただ、いまの二十代三十代の人は言う機会が少ないのかなあと思うんだけど。

**野上**　私は結構いろんな年代の人から夢を聞かせて貰えてるかなあと思って。例えば鶴崎さんの年代もそうだし、もうちょっと若い二十代の子とかも。

**鶴崎**　でもそれって野上さんが聞きたがるから、喋らなきゃいけなくなる。

**川崎**　（笑）喋っていこうよ。だから、聞き出していくっていうことです。聞き出すにはまず自己開示が大事でしょ？　自分から話をしていけば、何なに？　って聞くようなものになっていくけど、まず自分が聞いちゃうと一方通行になっちゃうよね。わたし今、ラジオいっぱい聞いてるんですよ。そうするとほんと、勉強になるし、あとはやっぱり、元気になるなって思うしね。

**聞き出していく**

## 辞めた段階で自分の仕事がフラットになる

**鶴崎**　今日は江頭さんに四人分ご飯をつくって貰ったんですけど、それで、今まで話をしてきて、野上さんも仕事を辞めたり、江頭さんも会社員を辞めて、料理の道を進み始めたり……

**江頭**　そんなにそんなに、すみませんなんか、そこまでじゃないです大丈夫です。いま料理人修

行の道ドドーンみたいな感じになっちゃったけど、別にそんなんじゃないんですよ(笑)

**野上**　夢は大きく。言ったばっかりじゃん(笑)

**鶴崎**　私も自営の道に入りつつあって、これからみんな頑張って自営していくんだって思ってたらさっき、野上さんと江頭さんが川崎さんに就職しましょうって言われたっていう話を聞いて衝撃を受けたんですけど、その辺の話をいま聞いてみたいなあと思いました。

**川崎**　そうですね。これはあの、働くことにずっと付き合ってきた仲間だと思って話してますからね。私自身は個人指導の人とは仕事でお付き合いするから、その後は距離を置いてるのが通常なんですけど、この三人は整体指導の前から知ってるっていうことですね。ワークショップから入ってる方々だから、その延長上に指導があったりして、つまり元々まあ、みんな元気なわけです。じゃあ、どうして指導をお願いしたかっていったら、何かやりたいっていうのをみんなもともと持ってるからね。それが何かっていうのは一人じゃわからないけど、コミュニケーションすればわかってくるかもしれない。で、私が整体で関わる人はことごとく仕事辞めちゃう人が多いです。それはどうしてかっていったら最初から辞めたいと思ってるからです(笑)

**野上**　ふーん……

**川崎**　それは仕方がない。それが表に出るわけで、でも実際に辞める人と辞めない人がいるでしょ？　つまり、みなさんは辞められたわけですよね。で、辞めた後どうするかっていうのはさっきの夢の話と関係があって、自分の欲求に気がついてるかどうかだから、本当は何がしたいの？って聞いてあげるところから新しい夢になる。そしたら料理が好きだったんだ、とか、編集が好きだったんだ、とかさ。それは既にやってきてるけど気がつかないだけだから。私も主婦だったけど、こそこそボランティアに行ったりして整体の勉強してました。でも何をやりたいかなんてハッキリわかってない。面白いからやりたいだけで、別に決めなくていいわけね。ただまあ働くことは嫌だなっていうふうには思ってほしくない。そこでつまずくと、どんな仕事も嫌だからやらないになるでしょ? そしたらせっかく気がついてたことも忘れちゃうんだよね。

**野上**　その、嫌だから辞めるもあるし、嫌だけど気づいたら辞めないといけないから現状維持というか……。私は仕事を辞める前二年ぐらい、わかってるんだけど体が動かなくて。だから仕事辞めて、今日なにしたらいいんだろうっていうところから、例えば今日は何が食べたいとか、あ、今日は山行こうとか、時差なくどんどん動けるようになってきて、そうするともっと大きい要求、本をつくりたいとか、子供に関わる何かを自分でやりたいとか、そういうのがもうちょっと具体的にみえてきたり、っていうここ二年ぐらいの感じと、あと、ないことに慣れてなかったなあって。仕事がないとか、お金もそうだし(笑) 最初はすごく不安で、鶴崎さんからもラジオの最初の頃にそういう漠然とした不安を私はちょっと感じて……

**川崎**　そうですね。ほんとに、働くこととお金とをこう、問い詰めちゃって、思い詰めちゃうと自分で動けなくなるわけで、そういうのを見てて、じゃあ何かやってみましょう。そうやって動かしてる間に忘れちゃうわけよ。悩んでると思ってることも働けばわかってくることで、働きすぎてたら休めばいいだけのことなんです。どんな働き方してもいいし、決めなくてもいいですから。まあ鶴崎さんはどうしても決めてしまうので、江頭さんにも料理人ていう言葉がピシッと出たので江頭さんがびっくりしちゃったんですけど。

**江頭**　失礼しました(笑)

**川﨑**　だけど、いま杏仁豆腐つくるのが楽しいんだね、とか、それだけが出発点でもいいし、杏仁豆腐だけじゃできた感じがしないからキウィを乗せた上にレモンを搾ることで自分がチャレンジしてるわけで、つくったものに感想がもらえれば、次のステップがあります。さっきも反省があったでしょ？ あ、多かったですかね？ って、食べてもらって気がつくわけ。

**江頭**　そうですね。

**川﨑**　じゃあ一人前の麺は八十グラムにするかとか、ちょっと考えるでしょ？ 欲求っていうのはそういうことで、やっぱり欲求の次に夢があるでしょ？ どういう料理をつくる人になりたいとかさ、そういうのは言っといたほうがいいんじゃない？ 料理人じゃなくてもいいから(笑)

**江頭**　(笑) うん。

**川﨑**　みんなそこまでちょっとみえてきたのであれば、東京でね、どうやってそれやるかな。私は母が病気になった時、八王子からビューっと実家の宮崎に帰ったんですけど、自分の夢より、もうその環境に合わせて仕事探そうと思って。でも、周りからは反対されましたね。こんなとこ何もないし、帰ってくるような所じゃないぞって、親の面倒をみるために帰った人たちが言うわけです。頑張ろうねとは誰も言ってくれなかったのね。そうなった時にああ、これは親子の問題じゃないなと思って。年齢によって夢はどんどん変わっていくものですけど、辞めろっていう人とか応援する人は変わりません。反対する人はだいたいは夢を諦めて、夢をみることさえ辞めた人なので、あなたたちはどうですか？ っていうことです。お金のあるなしも関係ないし、仕事も関係ないし、働き方も関係ないし、年齢も関係ない。ということで何やりたいですか？ 仕事がないときが一番フラットに考えられるんだから、いちばん可能性がある。で、これは辞めないとわか

**仕事がないときが一番フラット**

んない感覚だから、辞めてない人にいくら何かいわれても言うこと聞かなくていいわけね(笑) それは他動的に仕事を辞めざるを得なくなった人でも同じだから。あ〜ってなるわけ。え〜どうしようって。……収穫っていうことでは今日はここまでにしましょう。何か言いたいことあれば。

**江頭**　私は、なんかこういうことやりたいなあって、この夏終わりぐらいからいろいろ脈絡なく考えることが出てきたので、それ自体が収穫かなって思います。

**野上**　私は夏の間いっぱい遊んで、やっぱり遊んで働きたいっていうか、今まで児童館とか、子供の造形教室で働いていたんですけど、子供からも、遊んでお金もらえていいよね！とかよく言われてて。でもいま考えたら、遊んで楽しくて、自分の学びにもなって、しかもお金が貰えてたらやっぱり素晴らしいなあと思って、それに気づかせてくれたのも子供たちだなあって思うから。私は自分で子供のアトリエを始めようと思って、その準備を今してます、っていうのが収穫かな。

**鶴崎**　私はお金の話を始めて……

**川﨑**　お金(笑)

**鶴崎**　突然、経済状況が変わって、今はなんとか引っ越ししてやろうと思って、家にあった手製の大きな重い棚を捨てようと思ってバラバラに分解したりしてて、あ、棚が捨てられるっていうことにまず気づいたんですよ。棚捨てていいんだ……って。それが収穫です。

**川﨑**　(笑) 私はあの、なんにもないってどうすればいいの？って今なってます。いくつになってもどうすればいいの？っていうことは起こるんだなって思っていて、それ自体が体力づくりなんだなって思えることが幸せかなあと思ってて、幸せになりたいなあっていうのが(笑) 収穫です。じゃあこのへんで、また、来月。

**収穫**

## コラム

# 川端康成とお金

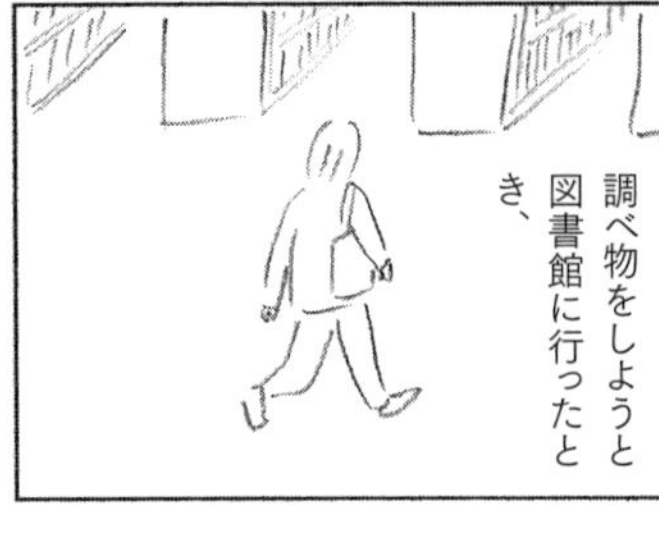

調べ物をしようと図書館に行ったとき、


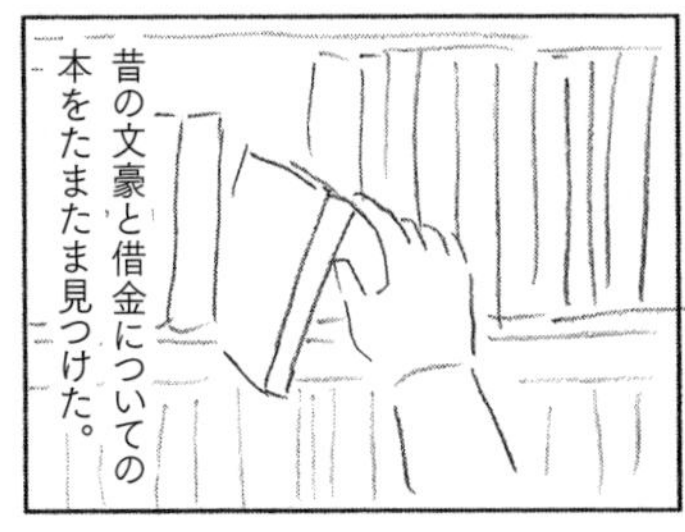

昔の文豪と借金についての本をたまたま見つけた。


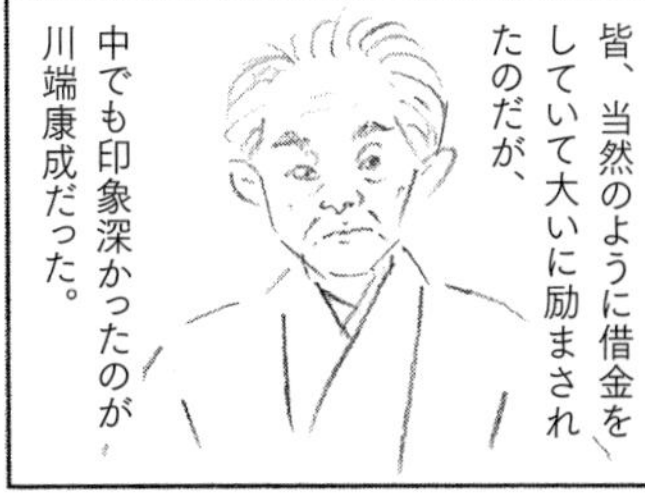

皆、当然のように借金をしていて大いに励まされたのだが、
中でも印象深かったのが川端康成だった。


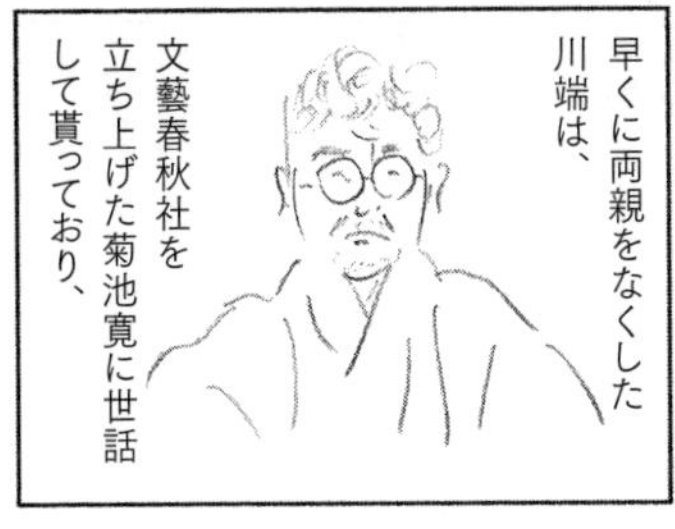

早くに両親をなくした川端は、
文藝春秋社を立ち上げた菊池寛に世話して貰っており、


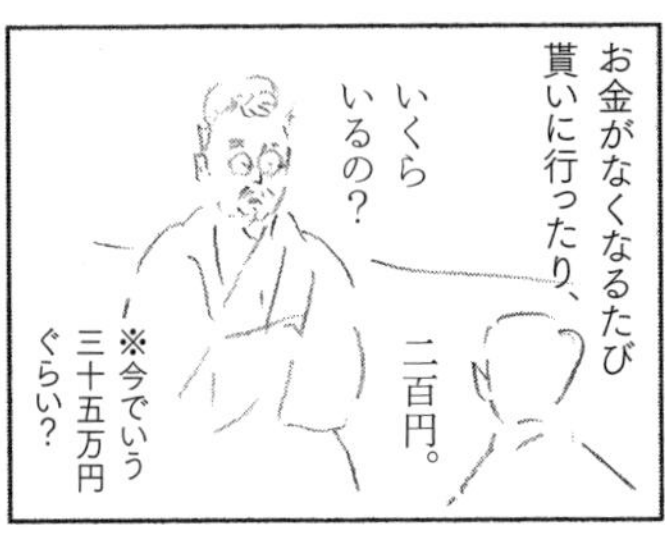

お金がなくなるたび貰いに行ったり、
いくらいるの？
二百円。
※今でいう三十五万円ぐらい？


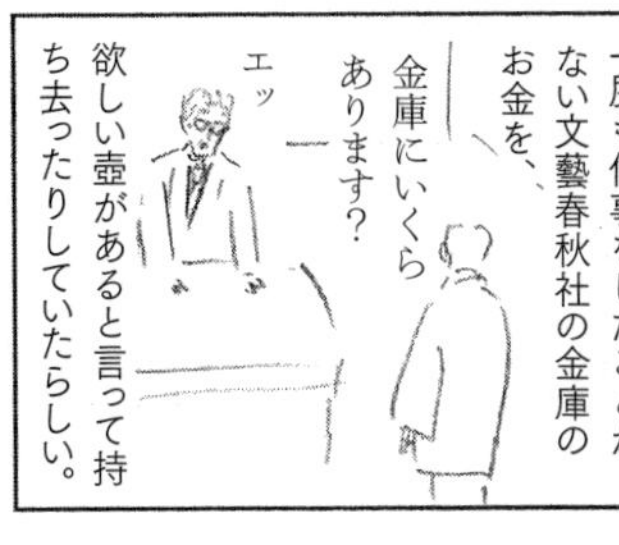

一度も仕事をしたことがない文藝春秋社の金庫のお金を、
金庫にいくらあります？
エッ
欲しい壺があると言って持ち去ったりしていたらしい。


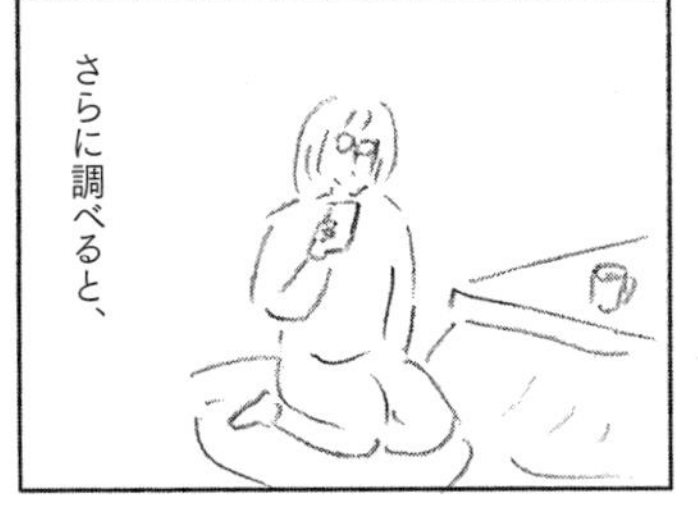

さらに調べると、

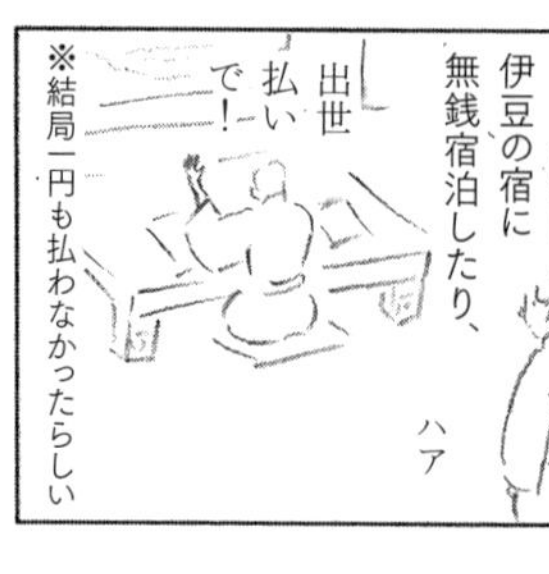
まだ駆け出しの頃、執筆のため長期間伊豆の宿に無銭宿泊したり、
出世払いで！
ハア
※結局一円も払わなかったらしい

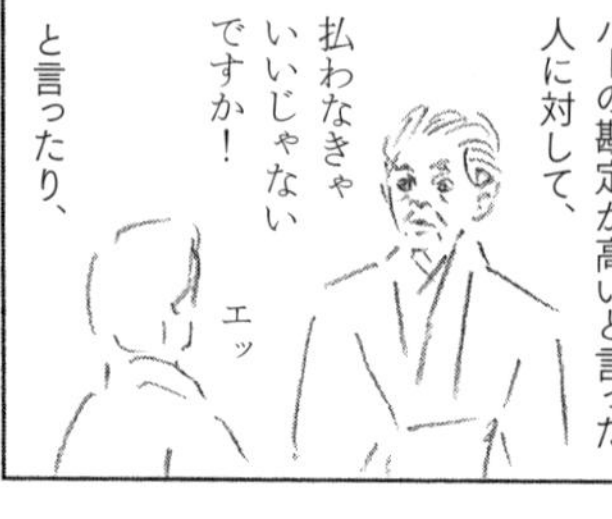
バーの勘定が高いと言った人に対して、
払わなきゃいいじゃないですか！
エッ
と言ったり、

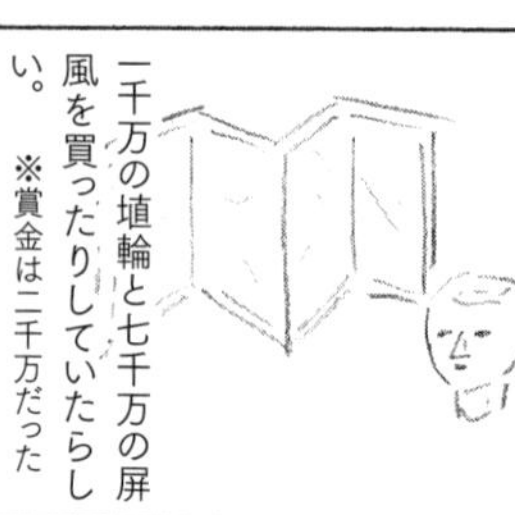
ノーベル文学賞の受賞が決まった時は、
一千万の埴輪と七千万の屏風を買ったりしていたらしい。
※賞金は二千万だった

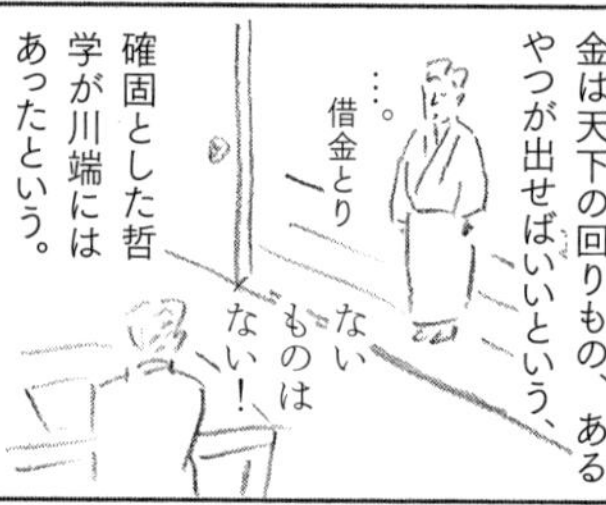
金は天下の回りもの、あるやつが出せばいいという、
…。
借金とり
ないものはない！
確固とした哲学が川端にはあったという。

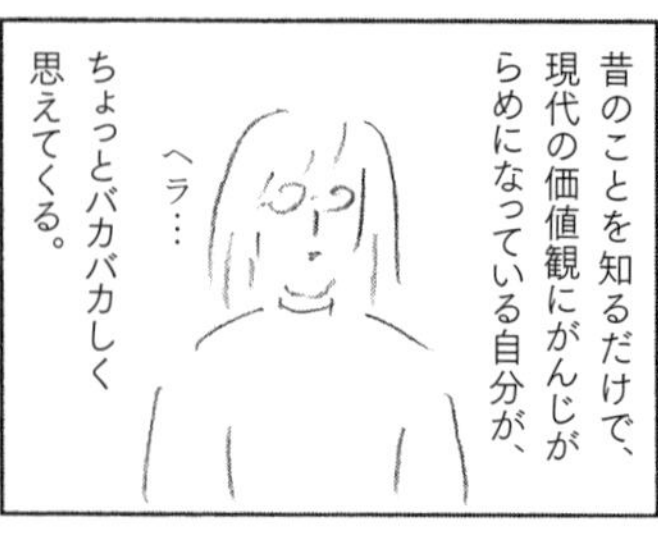
昔のことを知るだけで、現代の価値観にがんじがらめになっている自分が、
ヘラ…
ちょっとバカバカしく思えてくる。

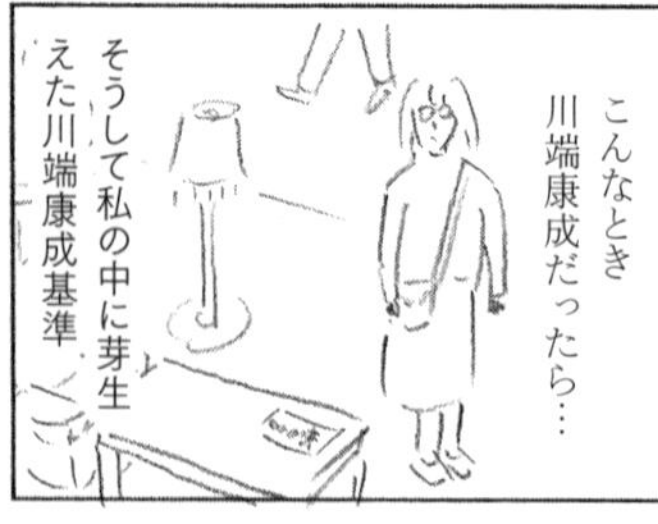
こんなとき川端康成だったら…
そうして私の中に芽生えた川端康成基準

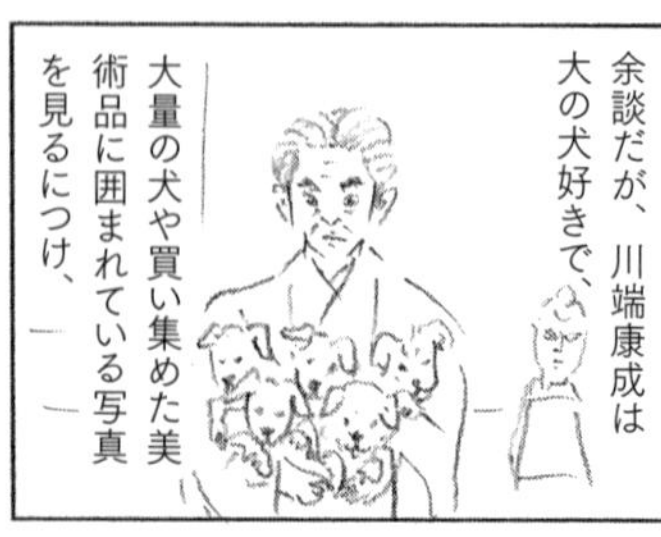
余談だが、川端康成は大の犬好きで、
大量の犬や買い集めた美術品に囲まれている写真を見るにつけ、

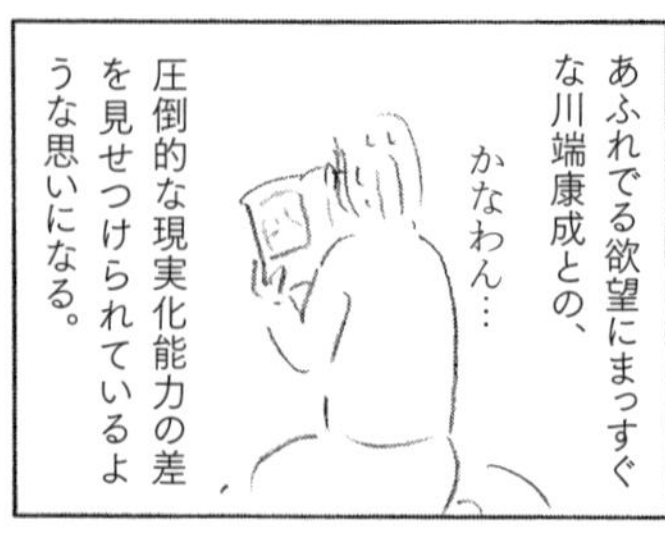
あふれでる欲望にまっすぐな川端康成との、
かなわん…
圧倒的な現実化能力の差を見せつけられているような思いになる。

作：鶴崎いづみ

どうやったら大人になれるんだろう

二〇二〇年九月二十七日　「ラジオと整体」として放送
対話　江頭尚子・川崎智子・鶴崎いづみ・松井亜衣

## どうやったら大人になれるんだろう

**鶴崎**　今日はまたゲストが来ていまして、松井亜衣さんです。

**松井**　松井亜衣と申します。自分がなぜ今ここにいるかというと、川崎先生と鶴崎さんの『整体対話読本　ある』という本を読んで川崎先生のところに去年の十二月から通わせていただいていて、ふだんは書店で働いたり、俳句とか詩とかを書いたりしています。

**川崎**　ありがとうございます。あの、元はお金の話っていうテーマがあるんですよね。だけど、そこが転がっていった結果、収穫がありましたか？っていうところまで行って、いま秋になりましたから。意外とこの九月はあっという間な気がして、過ごしやすくなると皆さんホッとするから、眠っちゃったり、時間が経つのも早かったり、体の中で速度感が変わってきてると思うので、そのあたりからお話を聞いていければと思います。江頭さんいかがでしょうか？

**江頭**　私もあっという間に感じてたんですけど、急に涼しくなったことにびっくりしてる感じがあって、あと、一気にいろんなものが見えすぎる感じになってきて、ちょっとくたびれてる気がします。保育園の仕事も九月いっぱいで辞めるので、また無職になるんですけど（笑）でも前より無職を怖がってないことが収穫だと思ってます（笑）

**川崎**　（笑）え、いつからやってたっけ？

**江頭**　四月から約五ヵ月やって、ご飯をつくることも、子供の世話も両方やらせてもらって、自分としては一区切り納得があって辞められるので、よかったと思います。

**川﨑**　そうですか。その、辞めますとか、離れますっていうのは、やったことがないと最初は大変かもしれませんけど、一回やってみて、これぐらい楽になるんだなと思えば意外と辞められるものなんでね。なんか、うおーって感じがするね（笑）鶴崎さん、その後はどうですか？

**鶴崎**　私は引っ越そうと思って、見るだけの気持ちで内見に行った所がなんとなくよくて、あと、勤め人じゃないから引っ越しができないんじゃないかっていう恐れがずっとあって、ここがダメなら次の手を早く打たないとと思って勢いで申し込んだらそのまま審査通っちゃって、そこから流されるように色んなことが決まって、もう一週間後に引っ越しなんですけど、その間に仕事がいろいろ決まったりもあったので、なんか（笑）ウォータースライダーみたいな。

**川﨑**　それよりもなんか素麺流しみたいな（笑）

**鶴崎**　今年はコロナもあって、こんなに休んでていいのだろうかっていうくらいずうっとお休みモードだったんですけど、それが九月に入って一気に、すごいことになってます。

**川﨑**　あの、自分では決められないと思ってることも、やったところから堰き止めてたものが流れるっていうのは、よくほら、運命っていう言葉が出てくると思うんですけど、運命の実感ってないと思うんですよ。命が運ばれるって書くけどね。だけど、前も話しましたけど、私がちょうどあなたがたと同じ三十ぐらいの時に母が亡くなったのがきっかけで、ある日ぜんぶ物の見方が変わっちゃったんですね。それまでメガネかけてたのかわからないけど、ポロッてとれちゃうような経験をする人がいる一方で、そういうことがなかった場合、気がつかない。まあ、どんな人に

運命

も起こるんですけど、意外と私は子供の時からそんなのが多かったので、またかって思うこともあったんですけど、でも、またじゃないんです。今までの価値観がぜんぶ変わっちゃう、そういう時って実は結構うまくいってて、そこまで頑張ったんだっていうことをまず褒めてあげないと。実はそこからが体力いりますから。だからやっぱり、休んでたようで蓄えてたわけですよ。

**鶴崎**　うんー

**川﨑**　松井さんはどうでしたか？　さっきご実家にちょっとお戻りになった話もしてたけど。

**松井**　自分も仕事の環境がバアッと変わって、意外に働けるって思ったんですよ。働くの楽しいかも、朝から夜まで働けるって思ったけど、手元に残るお金がこれかって今なってて、今までに比べると健康な体も手に入れたけど、またちょっと立ち止まって、はて、どうしようってなってるのと、あとなんか秋のこの涼しさがめちゃめちゃ寂しくて、別に何にも起きてないんですけど、ヒューって体の中に風が通っていく感覚が、今まで気持ちいいと思ってたんですけど、春とか夏とかの感じに比べると、スーって重さがない感じが、なんかちょっときつい。

**川﨑**　あなたの場合はほら、言葉とか、詩とか俳句とか、それを鍛えることで色々ずっと考えてきてるでしょ？　感覚的に言葉を使うことを自分と一体化させないと表現できないっていうことを楽しいと思ってやってきて、そこに今度、自分の生活とか生き方が入ってくると、寂しいっていうのはお勉強する内容じゃなくなってきて、体感だっていうのが多分わかってきたと思うのね。それがやっぱり芸術のいいところで、人ごとじゃないっていうことですね。自分が内側から寂しい、それは大人になれてるよっていうことでもあります（笑）

**松井**　今日もここまで歩いてくる間に、もう結構、齢（とし）はいってるんですけど、どうやったら大人

**大人**

になれるんだろうっていうのを、ちょっと考え始めてるというか……そうですね。

**川﨑**　（笑）そのあたりはどうだろう、年代的には江頭さんと近いと思うんですよ。

**松井**　ことし三十一です。

**江頭**　いま三十二です。

**川﨑**　その年代からの大人に対してのイメージをちょっと、教えてほしいんですね。自分たちが十代のときの大人というもの、それから二十代のときに大人だと思ってた人たち。それで今、三十になったところで、大人をどう捉えてるかも違いがあると思うんだよね。どうですか？

## 大人のイメージ

**江頭**　自分で決められるっていうのが、大人のイメージかなあ。あと、私の中ではお金と大人のイメージがけっこう近くにあって、その、お金を使うとか、働いてお給料を貰うとかっていうことと決めることが近くにある感じがするからなんですけど、その辺をこう、スッキリおこなえる人のことを大人だなあって思います。

**川﨑**　なるほど。松井さんはどうですか？

**松井**　仕事とか、家庭とかに対して責任を持つ、自分だけではない何かを背負うようなイメージが強くて……。あと私も、自分で決めるっていう部分を大人だとちょっと思ってて、前よりは自分で選んで決められるようになってきたかなっていう今の時点で、やっぱりけっこう自分本位というか、ちょっと親とも話したんですけど自分の好きなことだけやるっていうことと、そうじゃない何かを背負ったり、同居しながら生活するっていうことの間に、大人っていうことがあるのかなあ。仕事も、正社員じゃなくてアルバイトで、別に責任感なく適当にやってるわけじゃないんですけど、何か違いがあるのかなあってこう、感じてました。

**川崎**　まあ身近にいる大人っていったら、まずは親を大人だと思ってると思うんですけど、江頭さんは経済的に自立した人を大人というんじゃないか。松井さんは、社会的な責任能力みたいなもの。それは何か決まった職業と関係あるのかな？　まあそれは親からね、どうすんのよあんた、みたいに三十ぐらいだと言われてね、そういうことからきてるんだと思うのね。いつまでも遊んでないで、とかね(笑)

**松井**　そこでもひと悶着あったんですけど、頑張ってる！　みたいな。応援はしてくれるけど、それもやっぱり親の管轄下で許してもらってる感じで、安心させられてないのかなって。

**鶴崎**　でも、わたし三十ぐらいの頃、お腹痛くて家でずっと寝てて、バイトに這って行くような酷い生活してましたけど、私も自分のしたいことでやっていくんだってずっと反抗してて、でも、親がもう七十ぐらいになってくると自分の死のほうを意識し始めるから、言わなくなりますよ。せめて寂しくないように生きていってね、みたいになってくるから、今のうちだけかもしれない。

**松井**　ああー

**川崎**　あと、そういうことを自分より下の人に言いたくなってくるでしょ？　やっぱり積極的に自分以外の年齢の人に、自分からコンタクトをとれば伝えてもらったり、伝えることができるんですよね。これはほんとに大事で、待ってても誰も話しかけてくれない。大人になりたいと思う時って、人それぞれ年齢も違うのでね。私はあの、鶴崎さん以上にものすごく捻くれてたんです。もう十二、三歳から捻くれてて、いっさい大人を信じないって思ってましたからね。だけど、そこから今度、自分が大人になりたいと思ったときに、経済的な自立と、責任感を持つっていうのは憧れでした。そういうものが支えになって、何か一つ言ったことが伝わるんじゃないのかなって思ってたんだけど、じゃあ何で自分を支えるかといったら、わからないわけよ。人間の生き方って、それを探すところからなんですよ。未だにわかってませんから、私も。そういう意味では、お父さんやお母さんもわからないんですよ。だからあんたもう好きにしなさいっていうしかなくなってくる。みんな一緒だから。大人って何だろう？とか、経済的なことか？って悩みながら、色々やってみること。自分が子供であるとほんとに不便です。大人になったほうが本当に楽になると思う。

**江頭**　うん、そう思います。

**川﨑**　そう思えるのは、子供のとき辛かったからだから、これは大事なところで、あなたが今度、あなたの年下の子でつらい、大人なんて大嫌いだって言ってる子たちに、もうちょっとしたら楽になるよっていえる理由になるわけ。逆もありますよ。例えば週一で農協さんが近所に野菜を売りに来るんですけど、そこにお婆ちゃんたちが野菜を買いに来ていて、そこでは私、五十なんで下っ端なわけ。若くていいわねって言われる（笑）

**鶴﨑**　若者（笑）

**川﨑**　若いから何でもできるわよっていうわけです。いや若くないです、五十ですよって言うんだけども、私からしたら若いわよって、そう言いながらみんな元気なんです。ネギが欲しいとか、卵が足りないとかワーっと文句言っててさ。結局その、自分の都合で相手が若いとか年上だとか決めてるだけなので、どんだけ歳とるって楽なことかって覚えといてほしい。で、都合が悪くなると、今日は病院に行かないといけないから〜。そういう時だけお婆ちゃんになる。

**江頭・松井**　（笑）

**川﨑**　それはよくわかる。歳をとるっていうのは自由になっていってるから、弱く見せることもできるし強がることもできる。だけど子供は強がる以外にできないし、意地を張る相手ってだいたい親でしょ？　だからいろんな大人に出会えるといいし、大人になりたいと思ってもらいたいなあと思いますね。つまんない大人がいればいるほど私はそう思ってたので（笑）子供のとき、ほんとに嫌な大人が周りにいっぱいいてさ（笑）遊んでたりすると、子供だと思ってワーって頭なでてくるような大人がいるわけよ。もう嫌でね、そういうの。いまだに覚えてるのは、三歳のときに新幹線に乗せてもらえたんですよ。その時に、近くにおじさんたちがいて、私あの、今もそうですけどズボンが大好きで、ショートパンツはいててさ。そしたら、ボクどこ行くの？　ボク～！って、言ってきたのね。嫌で嫌でしょうがないから、ボクじゃありません、三歳です！（怒）

**全員**　（笑）

**川﨑**　三歳がそういうこと言うんですよ。え、女の子なの～、とかいうわけでしょ。そういうのが嫌だったから、もう絶対に大人と距離をとりたかったわけです。だけど実際自分がそういう年齢になってきた時に、じゃあ自分の中の大人ってどういう人かなって考えるようになりました。そしたら私にとっては何でもこう、そうだねって懐深く認めてくれる人が大人かなっていうのが出てきて、そういう人になりたいなって思い始めたのが十二歳ぐらいかな。そしたら何で大人になっていくかっていうのは、まあお金の話も出てたけど、働き方だったり仕事と関係があるわけです。じゃあ、仕事ができる大人ってどんな人かは、想像ができると思うんですよ。どう？

**仕事ができる大人**

## 仕事ができる大人

**コミュニケーション**

**鶴崎**　まあ、人の話を聞けるとか（笑）そういうことかなって。人とちゃんとコミュニケーションがとれる。仕事って一人でするものじゃないから、仕事ができる人っていうのは、私が私がじゃなくて、あなたはこうしたいんですね、とか聞いたり、円滑に関係をつくれる、謙虚に振る舞える人かなっていう感じがします。

**川崎**　うん。江頭さんどう？

**江頭**　そう思います。気がつけるっていうこともその中に入ってるのかなあと思って。相手が、これが困ってるのかなとか、今そのタイミングかなとか。子供は自分の目の前のことしか見えないけど、もうちょっと広く見れる人が仕事ができる人っていう感じがします。

**川崎**　どうですか？　松井さん。

**松井**　パッと浮かんだイメージは、効率よくバリバリ働いてる人っていうイメージなんですけど、そうなりたいですか？　といわれると、そういう感じではなくて、鶴崎さんと江頭さんが言ったように気配りができたりとか、そういうふうに仕事ができる感じになりたいなっていう、イメージと理想が乖離（かいり）してます。

**川崎**　あの、話を聞いてると、みなさん知ってることがたくさんあるのかなって思うのね。昔なら本を調べないとわからないようなことが、いま手元ですぐ調べられちゃうから、そうあるんじゃないかって、情報で決めてしまってるところがあるんじゃないかなあと思って。さっきも乖離っていう言葉を使ってくれたんだけど、すごく難しい言葉です。生活してて乖離って言葉使わないからね。だから、理想じゃなく情報かもしれないって思っておかないと、動けなくなっちゃう。鶴崎さんの場合、働き方でいろいろ頑張られた結果、やっぱりコミュニケーションじゃないですか？って言ったわけだからさ。ほんとね、私もそう思います。働き方について『ある』でもお話してたのは、自分が選ぶ仕事に自信を持って欲しいっていうことだったんです。仕事に自分を合わせない。私の居心地よさとか学びたい基準で仕事を選ぶと、それがいちばん体を壊さないし、体の使い方も変わるし上達する。効率でいうならどんどん代わりに仕事をして貰うことを考えたほうがよくて、仕事はほんと、どんな人がやってもいいんですよね。じゃあ何が残るかっていったらコミュニケーションでうまく意思疎通できるっていうことのほうが、最終的にはどんな職種でも必要になる。

**松井**　うん。

**川﨑**　もっというとみんな今、モヤモヤっていう言葉をよく使うんですよ。それを私はどういうふうに捉えてるかといったら、やりたくないんですって訳します。自分はそれを心地よく思ってなくて受け入れてないんです、とは角が立つから言えない。だからモヤモヤしますっていう。それは自信のない表れであって、つまり、三十代の人の中に否定されるんじゃないかなっていう不安を持ってる人が多いんじゃないかなと思う。お二人見てても、あ〜仕事辞めちゃった！ってニコニコしててもいいのに、辞めたことはよくないことっていう演技をしなきゃなんないのかな、みたいなところまでちょっとこう、感じてるから。

**松井**　うん。

## サラリーマンは気楽な稼業

**川﨑**　もう少し広げて話をすると、会社に勤めるのが一番スムーズに行動力が出ます。昔あの、

『整体対話読本ある』

**仕事に自分を合わせない**

**モヤモヤ**

**会社に勤めるのが一番スムーズに行動力が出る**

**会社員**

クレージーキャッツっていう人たちの歌でね、サラリーマンは気楽な稼業ときたもんだっていうのがあったんですけど、六十年ぐらい前はサラリーマンは気楽な稼業だったんですね。つまり入社できれば、あとは大きい会社がなんとかしてくれるっていう安心感を得る、そういう職種だった。自営業とか、フリーといわれる仕事のほうが大変だったんですね。それは変わらないと思う。会社員はそう決めればいいだけです。で、辞めたらまた探せばいいし、一度でも会社員をやれたっていうことは引く手あまたなくらい(笑)あなたを欲しがってる会社はたくさん増えたっていうふうに思ってもらうといいと思います。じゃあどうして私や鶴崎さんは選ばなかったのか。それはやっぱり最初からやりたいことがある人、最初から会社勤めが頭の中にない人なんですよ。だから大変でも、そういう生き方をしなくちゃいけない。まあ、芸術を選んじゃう人はさっさと早くに諦めてるはず。だけどお勤めで何年か働ける人はもうちょっと向いてるから、いつでもサラリーマンやれると思っておいたほうが気が楽だからさ。自信持ってくださいね(笑)どうですか?

**鶴崎**　私の場合は会社が性に合わなくて結果的に自営に落ちついたんですけど、一方で会社なんか辞めて自分の道を、みたいに煽(あお)られる感じもあるなあと感じていて、だから、会社勤めでもいいんだよっていうことも、もっと言われていいんじゃないかなあと思います。

**川崎**　うん、ほんとにその、サラリーマンっていうのは近代に入ってからの新しい職業なんでね。それを維持するためにもずっと試行錯誤をしていて、それでいうと、常に変わっていて、いちばん変えやすいのが会社の仕組みだと思ってもらうとよくて、でもその会社に勤めるっていうことをどんなふうに捉えるかが意識の問題で、働いてから気づく人が多いっていうことです。あの、大学もそうだと思うのね。目的が決まってる方にとっては必要かもしれないけれど、行ってから考えようと思って入って、あ、こんなものならいいやって、辞める人もいるんですね。それと一緒で会社も私にふさわしくないと思ったら辞めればいいし（笑）そうなのよ、会社って。まあ日曜日の夜やってますけど半沢直樹っていう人は、銀行の頭取になりたいから銀行員になったんです。大きい会社に入る人たちは目的を持って大学で勉強してるっていうことですね。出世したいんだったら会社入らないと成り立たないからさ（笑）一人で叫んだって出世できないから（笑）

**江頭**　（笑）

**川﨑**　だから、それをあんまりあの、複雑に考えないで。会社に入ったら社長になりたいっていうのは自然なことだから、頑張ろうねっていうのが普通なのに、なんかそこから違うわけよ。自分なりの理由があった上で会社と相性が合ったんだなって思ったほうが頑張らないで済むから、やりたいことやってるって思えると思うんだよなあ。あとはお金の話ですけど、もう次、十月の話をすると、こんどはお金の使い方の話をしたいなあと。あの、お金を使うっていうのは生理的なものとつながってるので、お金は使えるほうが楽しいと思ってください。実際に買い物に行ってお金を使うっていうのは、狩猟本能みたいな満足感とけっこう関係があるんです。

**江頭**　うんうんうん。

**川﨑**　すごい頷（うなず）いてるよね。だから、消費は自分の不満と関係があると思ってほしくて、自分の不満は何かなあって、お金と一緒にみてほしいんです。十月は蓄えが体としても大事だから、収穫して、蓄えて、充実した体は満足感と関係がある。もし十月にまだ不満があるようだったらやり残したことがあるっていうことなのね。だからお金を使う満足感と、いま何か不満があるかなってこう、考えながら過ごしてもらうのがいいんじゃないかなあ。

**私にふさわしくないと思ったら辞めればいい**

# 使う楽しみを味わう

二〇二〇年十月二十八日「ラジオと整体」として放送

対話　川崎智子・鶴崎いづみ

## 実感があるお金の使い方

川崎　今日はなんと、八王子のお外でお喋りを。

鶴崎　浅川ですかね、ここは。

川崎　浅川ですね。八王子でハンバーグランチを食べて、そのあと、カフェリンさんでコーヒーをテイクアウトして、それからあれはデザインの、ギャラリーになるのかなあ？

鶴崎　うん。すっごいおしゃれな服を着た男性が、おしゃれな空間でおしゃれなものを売っていました。昔の古いビルって、ガラスがやっぱりいいですよね。

川崎　うん。枠とかサビ方とかがほんとに、時間の経過でそうなっちゃってる佇まいってすぐにはつくれないものだし、いまの季節にまたピッタリでね、良かったですねえ。こないだはお金の使い方っていうところで終わって、今日もそうですけど、ここで食べたいなっていうお店に行って食べたり、テイクアウトしてみたり、そういうときのお金って使いたくて使ってるから満足感が全然違って、お金を使っていく楽しみがあるので、そういう楽しみをできるだけみんな味わえたらいいんじゃないのかなあと思うんですけど。その後、私もいまの三十代前半の方のお金の使い方を調べてみたんですけど、あの、三十代でも前半後半があるからさ。あなたの場合は？

**お金を使う楽しみ**

鶴崎　後半です。

**川崎**　アラフォーと、三十代前半の人はまだ二十代後半を引きずってるので、お金の使い方にちょっと違いがある。自分が二十代三十代のころは結婚して家庭の中にいたので、主婦目線のお金の使い方を学んで十年二十年やってたんですけど、主婦のときは例えばコンビニに買い物に行くなんて考えたことがなくて、え、一人でデザート買っていいの？　ぐらいの感覚で。

**鶴崎**　お金をどう使うか相手にぜんぶ聞くっていうことですか？

**川崎**　二人のお金だから、二人のお金をどうしようかなっていう、こういう発想。そうするとここでこれを買うより、ちょっと材料を買ってパイを焼くほうが、とかね。二人分の楽しみに変えたいなっていう欲求の上でお金を使うから、一人でどこかに行って食べるのは個人的だと思ってたけど、でも個人的にお金を使う経験もしてないと我慢しちゃって殺伐としてきてしまうので、まあ、お金を我慢するっていうのは、ちょっと不健康につながりやすいっていうことだけ気になります。どうですか？　そこらへんは。

**鶴崎**　いまは自分で仕事して、それがお金に変わるっていう働き方に変わってきていて、私の場合は自分でつくった本を売って、それを買ってくれた人がいるから、それがお金になって戻ってくるとか、そういうことにすごく実感があるし、個人店で買うのも、そこの人に払ってるっていう実感があるお金の使い方だなあっていう感じがしていて。でも、その前はバイトで日々を凌（しの）ぐみたいな（笑）生き方をしてたので、そうするとどうしても服は大量生産系のものをビクビクしながら買ったり、ずっとビクビクしながらお金を使ってたような気がするんですけど、三十代前半まではは。でも後半になって、自分の仕事が身についてきてるところから、お金の使い方が変わってきたのかな。あと人にも出してあげたいなとか、そういう遊びを最近覚え始めました。

**主婦**

**二人のお金**

**我慢**

**実感があるお金の使い方**

**自分の仕事**

**ご馳走したくなる**

川崎　ああ、こないだもちょっとそういう話をしてたんだけども、私たちぐらいの年代で十七、八歳ぐらいの子がいると、どうしてもご馳走したくなるわけ。自分もそんなにお金はないんですよ。だけど自分が美味しいっていう満足感より美味しそうに食べてるのを見ると嬉しかったりね。そういうのが出てくるのは、自分の仕事に対してちょっと自信が持ててることと関係があるような気がして、それは大黒柱だったお父さんたちとかもそうだったんじゃないのかなあ、とかね。あの、押しつけ的な人もいますけど、それでもおごって貰(もら)ったほうがいいなあと思うね。コミュニケーションの方法として食べに連れていって貰うとか一緒に食べるってけっこう大きいんでね。だから、おごる側になる経験も、いいと思うんですけどね。

鶴崎　私も結構、年上の女性とかに家に呼んでもらってご飯食べさせて貰ったりしてたんですけど、おごる側になると、あの時こんな気持ちだったのかなとか想像ができるようになったり。

**買い物する経験**

川崎　（笑）そうねえ。子供の時って、例えばお年玉とかもそうじゃない、なんでお金が自分と関係あるんだろうとか、なかなか価値観わかんないんでね。お金を使うときになって初めて練習するわけでしょ？　だから、価値を学ぶっていう意味では本当に、買い物をする経験は自分でやれることなので、そういうことにも興味を持てるかどうかかなあと思います。買い物しないと買う楽しみとか、買うところから出てくる面白さがなかなかわからないのでね。

## 働くことはお金を使うことだ

鶴崎　最近わたしは、お金を手にしたので引っ越したりとか、足りない家具を買い足したりとかでここ二ヵ月ぐらい沢山お金を使って、残金が（笑）なくなってきて、来年どうしようっていう感じなんですけど、もっと使いたいな、来年三百万円ぐらい稼ぎたいなとか、そんな気持ちです。

**川崎**　あの、そこが本当は、働いてることになってるんですよ。私たちが子供の頃は、働くことはお金を使うことだっていう考え方が主流だったんです。働いたらなんで使わないの？っていう発想だった。貯金より、まず生活にお金を使いなさい。こないだもその、三十代前半の方々のお金に対しての大変さみたいなものを聞いたときに調べてみたら、やっぱりこの十年二十年の間に使わなくなってるっていうのが大きくて、使う楽しさを知らないまま我慢してる。でも三十年ぐらい前は、国から何からお金を使うことに対して、とても前向きだったんですね。だから、お金を使うことに罪悪感を持つなんてまず想像できないし、使って失敗したところから使い方を学ぶっていうのが大きいし、上手に買い物できるのがやりくりが上手いっていうことになるのでね。今は確かに何でも百円で揃いますけど、百円ショップが出始めたのが二十年ぐらい前で、その時の百円ショップの商品と、最近買える商品の質、全然違うから。

**働くことはお金を使うことだ**

**百円ショップ**

**鶴崎**　良くなってますか？

**川崎**　良くなってます。そして物価が安くなって、百円で買える幅が広がったし、日本では何でも安く買えるようになっちゃった。だけどみんなお金を使いもせずに、どうしてるかといったらやっぱり使わないで貯めちゃって、安心のために持っておこうっていう発想になってる。

**鶴崎**　ニュースとかでも煽るじゃないですか。老後二千万問題とか、あと最近だと百歳まで働けるようにしましょうとか。お金ないと大変なことになるよって。

**老後二千万問題**

**川崎**　（笑）ただそれはあの、貯蓄よりも使わなきゃいけない世代にはなかなか難しいことなので、世代によってお金の使い方は変わるし、あ、そうか自分はまだお金を使う年齢で、貯めていく年齢っていうものがあるんだなと思って貰うといいのかなあ。逆に自分たちの仕事でいえば、本をつくったりして売る側になると、そういう大量生産と比較されちゃうわけでしょ？

**鶴崎**　そうですね。高いとか言われちゃいますね。

**川﨑**　だから、高い安いを言ったときにその人のお金に対する考え方がわかっちゃうからね。その人しかつくれないっていう価値観よりも、それを欲しいと思う人の運動とか働きで値段があるんだと思えば、高いとか安いとかはほんとに個人的なこと。家を買うのは高いとか思ってたりするでしょ？　だけどそれも、家をよく買ってる人からしたら高い安いがわかるけど、買ったことがないと、やっぱり家の値段がわからない。でも、もし世界でいちばん欲しいものが家だったら？

**鶴崎**　それは買ったほうがいいですね。

**川﨑**　そう。しかもそれは自分が欲しいものの中でもお金がかかるものだなっていうのを認めた上で、目的がハッキリしてるから買えると思うんだよね。だからやっぱりお金は、使えるようにしましょうっていうところから考えるといいんじゃないですかね。あと、比べない。

**鶴崎**　人と？

**川﨑**　いやあの、例えば主婦がホットケーキを食べたいなあと思ったときに、ホットケーキミックスを買うのと、自分で小麦粉を買ってホットケーキミックスをつくるところからやるのではどっちが安いだろうって考えちゃうんですけど、ホットケーキを食べたい欲求を素直に満足させるにはそういう代替えをしないで、一番いいのはでき上がったホットケーキを食べる。次は、高いと感じてもすぐホットケーキつくれるものを買ってつくって食べる。で、最終的に何にもなくて暇もあったりするんだったら小麦粉からつくればいいんだけど、いきなりお金のことを心配しちゃったりすると、まず我慢するところから始まって、ホットケーキを食べるところにたどり着かないわけね。そういう不満っていうのが毎日溜まっていくんだよね。まあ、そういうのをなんて言うかっていうと、しみったれって言います（笑）　あとは、渋いねっていわれる。それは褒めてなくて、お金の使い方に厳しいわけだから、他の人のお金の使い方にも厳しい人なんだよね。だからここからは、自分以外の人のお金の使い方をどう感じるかをちょっと聞きたいな。

**しみったれ**

## 自分以外の人のお金の使い方

**鶴崎**　やっぱり親はお金持ってたんだなあって、最近、意識するようになってきて、両親は教師で公務員だったんで、しっかりお給料もボーナスも貰ってて、家に普通に車があって、車に乗ってどっか行くとかが普通だったんですけど、そういう家庭で育ったっていうことには安心感があったんだなあと思ったりとか。あと、こないだ実家に帰ったときに父親が、骨董屋で五十万円ぐらいの瓶を買おうかと思って辞めたんだっていう話をしてて（笑）　ああ、自由にお金を使ってきた人なんだなあっていうのを感じたりして、だから家にちゃんとした家具があったりとか。

**川崎**　いやあその、ほんとにまずね、使うところからだから。昔の言葉をまたお伝えすると月賦（げっぷ）っていう言葉があってね、月払いでみんな物を買ってたんです。生活を豊かにすることを一番に考えると、月々払いでもそういうものを揃える。そういう価値観だったからさ、貯めることよりも大事だったんだよね。だからいま言ったようなことは別に贅沢とは考えられてないし、そしたら自分たちが二十代三十代になった時点でのお金の価値観は親たちとは全然違うんだから、それにお金をかける必要もないっていう発想でお金を使えばいいいし、さっき言ったように物価が安

**月賦**

くなった時代に生きていて、使い捨てが当たり前になってたりしますから、百円ショップでもいいとか、ユニクロでもいいとか、そんな考え方だし、お付き合いでお金を使うなんてこともあんまりなくて、だからある意味気楽でいいのね。例えばスウェットがふだん着っていうのは昔なら信じられなかったわけで、いまはスポーツウェアがお洒落っていう考え方でしょ？ それは物価が安くなって、若い人が買える範囲からお洒落っていうものが生まれてるからだと思うんですけど、昔は大人になるにはお金がかかって当たり前だったんです。物価が下がってるっていうことだけはちょっとお伝えしたいなあと思いますね。

**物価が下がってる**

**鶴崎**　うんー

**川﨑**　例えば自分が二十代のころ、アルバイトしたお金で何を買ったかといったらワンピース買ったりとか。二十年前とか三十年前は、二十歳ぐらいの子でも、お洋服上から下までトータルで月に一万五千円とか二万円ぐらいは、自分の給料が安くても使っちゃうんですよ。

**鶴崎**　まあでも正社員をしてたときの服はちょっと高めでしたね。いまは一枚千円とか（笑）

**川﨑**　アルバイトしてたらやっぱりそうなっちゃうわけさ。だけど会社員してたらお付き合いも考えるとお金がいるよね。たくさん入っても使う量も多いし、結果的には変わんない。でも、できれば働いた分のお金は楽しく使ってもらって、お金をたくさん使っても満足感があるのが充実っていうことだと思うので。今日は結構、使ったお金よりも充実感が大きい日だったけどね。

**充実**

**鶴崎**　そうですね。前回、十月は不満が残ってないか確認したほうがいいって言ってましたよね。

**川﨑**　そうそう。どうでしたか？ この一ヵ月間。

**鶴崎**　引っ越しに関しては満足。カーテンもケチらないで、麻のいちばん手触りの良かった艶のあるカーテン、四枚買って二万五千円ぐらいしましたけど、ケチらなかった。

**川崎**　（笑）暮らしに関しては、ほんとにケチっちゃいけませんね。そこにずっといるから、毎日見るのに、カーテンを百円のシャワーカーテンとかにしちゃったらさ。

**鶴崎**　そんな人います？（笑）でもカーテンはやっぱり、しっかりとした既製のものがいいですね。前の家に引っ越したときに、自分で布買ってきて下げてたんですけど、薄いし、すぐ飽きちゃって。

**川崎**　不満が残るってそういうことだから。車もそうで、実用より乗ってる間の楽しさを考えて選ぶのは贅沢なことじゃないので。あと、ものをつくる人だと道具はケチらないでしょ？

**不満が残る**

**鶴崎**　うん、もうお金があるうちに（笑）買っちゃう。

**川崎**　仕事道具だから、安い道具なんか買ったら大変なことになるじゃない？　満足できるものを考えて買ったほうが最終的には不満が残らないと思うから。じゃあこの一ヵ月は不満というのが起きにくくなって、お金もすこし前向きに使えてて、充実した時間のほうがたっぷりあるということで、今日は二人でお散歩しながらの会でしたけれども、使い方についてここからもうちょっと深めていきたいなと思います。お金を使えっていうとちょっと乱暴に思われるかもしれないけど、でも、それにいまの自分の不満が隠れてると思えば、あの、ユニクロとか百円ショップ以外の（笑）ものも、あとアマゾン以外の買い物にも興味を持ってもらうと、個人店で買うとか、お付き合いね。そんなこともまた話したいなあと思います。あと何かご質問等ありましたら。

**使い方**

## 準備を続ける

**鶴崎**　いま来年の収入どうしようかなあと思っていて、自営をやるなら普通は（笑）計画が、こ

**自営**

ういうので、大体このぐらいの収入でとかあるんでしょうけど、計画が苦手で、川崎さんは最初から計画的にやっていましたか？ それとも段々やれるようになっていったんですか？

**川崎**　そうですね。最初に整体を始めた頃、お手伝いで入った所の先生が自営でやってるのを見て、まずちょっと学んだかもしれません。つまり自分の要望よりもいろんな人の要望に応えていくところから仕事が生まれてくる。自営の場合はそういうお付き合いが大事ですからね。あとはまあ私の両親もそういう働き方をしてるから、ほかの人に喜んでもらえたり、働きがいっていうところから商売って成り立ってるんだよっていうのは肌で感じるもので、それにはまず自分がお付き合いにお金を使うことなんですよ。そうしていれば、そのうちお付き合いから仕事が生まれる。そのためには、とにかく社会環境に興味を持つこと。いま社会でどういうことが起きてるのかとか、そういうことに関心を持っておかないと話が合わないからさ。で、自分で情報として調べるのは偏ってます。そうじゃなくて色んな人から聞くいろんなお話が仕事の種になると。で、計画に関してなんだけれども、東京だったら会社勤めの方が多いですから、お盆休みとか正月とか、カレンダーがあるでしょ？ そういう人たちへのサービスで成り立ってるんだったらどういう仕事の仕方をするのか、予想して自分で生活を計画する。

**鶴崎**　なるほど、相手を知るっていうことですね。

**川崎**　そうそう。だから鶴崎さんだったら、本をつくってそれが本屋さんに並ぶまでにどれぐらいかかるかもあるし、そのためにはいつまでに準備をして……。最初はわからないですよ。例えば喫茶店を経営してる人でも初めはわからないけど、ずっと通ってくれる人がいたらそこからわかるようになるみたいに、どんな仕事も一緒だと思う。やってみた結果、あ、これは喜ばれるな

**商売**

**お付き合いにお金を使う**

**計画**

**相手を知る**

とか、こういうものを必要としてるなってところから一年間そういうものができてきたら、じゃあこの時期にはどうかなって、こっちからアプローチできるかだと思うんですよ。それが仕事を生む準備みたいなものだから。まあ種をまくっていう言い方。運動だと思えばいいわけで、運動の成果が出るまでがちょっとかかる。でも、お米をつくる人が最初に水田を耕すのと同じで、収穫はこの時期だなあ、そのためにはこの時期までにやっとけばいいんだなって、準備で覚えていけばいいんじゃない? スケジュールを先に立てるっていうのは、会社はそうですけど、でも、ものづくりはそうじゃないじゃん。意外とこう、準備のほうが大事でしょ?

**準備**

**種をまく**

**鶴崎**　たしかに。そういわれると準備はやってる気がします。

**川﨑**　そう。ものづくりの人は無意識に準備できちゃうんですよ。あとは、どのタイミングでそれを組み合わせて作品にできるかっていうことと、どこにどういうふうに置くかっていうことだけ。これを間違っちゃうと、その後に収入がなくなる。少なくとも私の整体の活動はそんな感じですね。あまり行き当たりばったりにはやってなくて、春にはこういう人が来るとか、秋にはこういう環境になるっていうのを、予測ができるようになってきたらその時期にこちらからお知らせを送ったりして、そういうのが何年か続くとスケジュールができ上がってくる。気がついたら十月で十五年経ちましたんで、振り返ってなんとかやれてたのかあ、みたいな感じ。

**鶴崎**　うーん、わかりました。これを続けて行けばいいんだってことが。

**川﨑**　そうそう、準備を続けていればいいですよ。ということで、涼しくなってきたので、あとお腹もいっぱいになって眠くなってきたので、このへんにしましょう。楽しかったあ。

**準備を続ける**

## コラム

# ギャンブラー

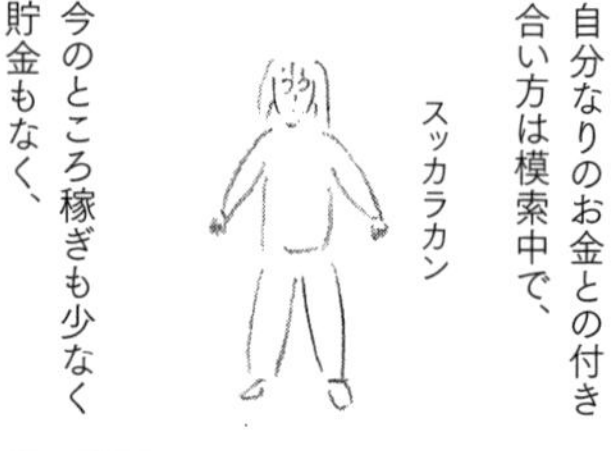


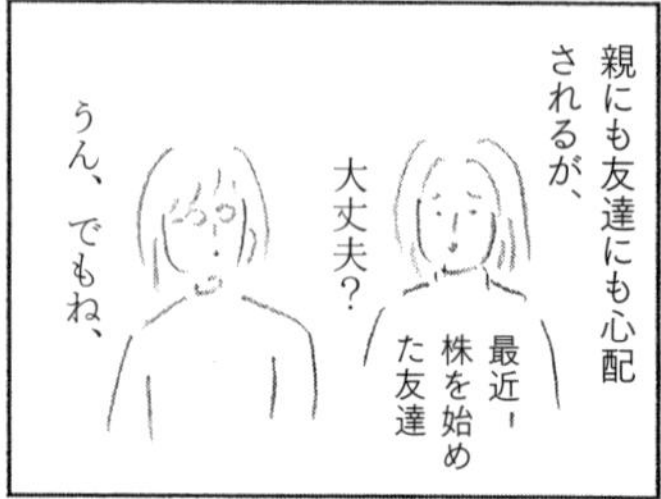


なんかこのハラハラドキドキが、生きてるー！っていう感じがするんだよねー

ハア

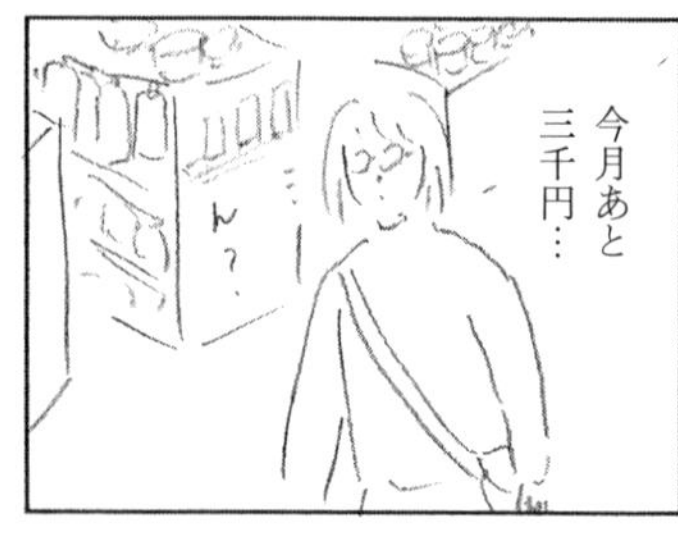


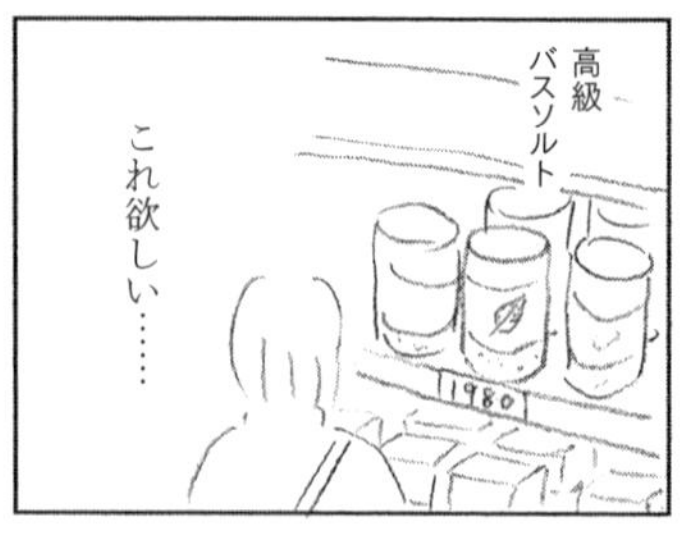


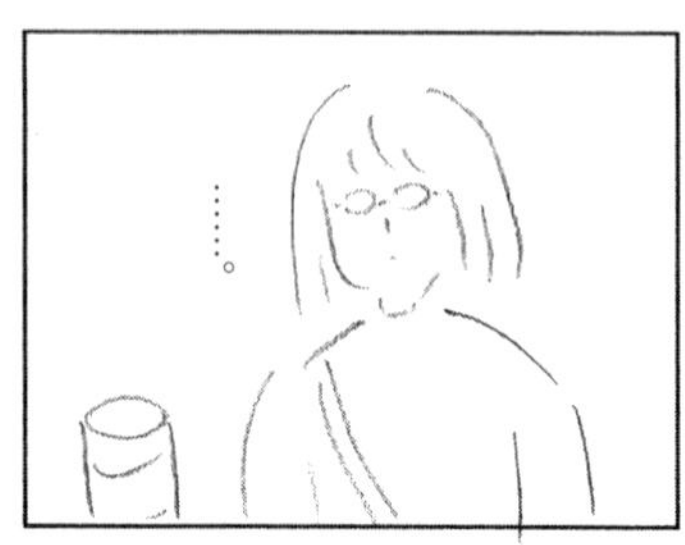


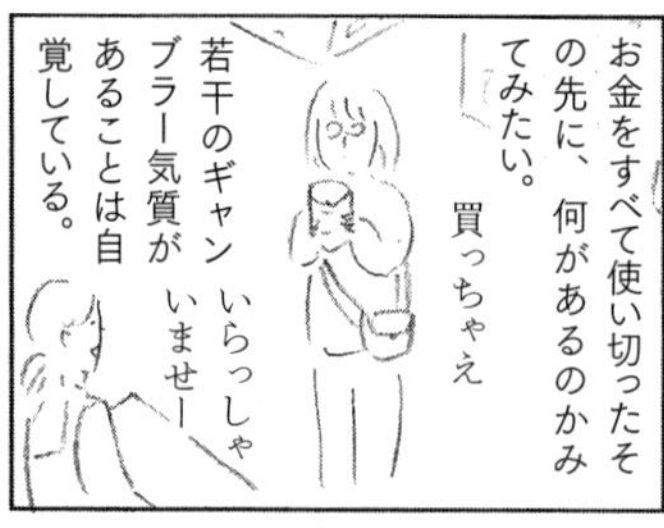


作：鶴崎いづみ

今日、何が欲しい？

二〇二〇年十二月二十九日　「ラジオと整体」として放送

対話　江頭尚子・川﨑智子・鶴崎いづみ

## どんな人にもリズムがある

川﨑　今月はまた三人になりましたけど、江頭さんはお久しぶりで。どうしてましたか？

江頭　今月から仕事が変わったので、また新しい生活が始まって、とても健康的な暮らしをしております。福祉施設で平日朝九時から六時まで働いてるんですけど、朝カチッと起きて、六時半に帰ってきて七時にご飯食べて、お風呂入る時間とかも決まってきてて、休みの日も、もう六時半になるとお腹が空いて（笑）これはいいぞっていう感じです。

川﨑　へー。福祉でもいろいろあると思うんですけど、高齢者の方とか……

江頭　障がい者の方の通所の施設で、年齢は十八歳からいちばん上でも二十九歳とか。みんなすごい元気で、一緒に散歩に行ったり、作業したり。今月ずっとお天気も良かったので、気持ちよく暮らせてたかなと思います。

川﨑　まあ月曜から金曜の平日がお仕事っていうのはお勤めと変わらないわけだから、リズムづくりはそこからできるだろうし、ここで話をしてる人はマイペースな人だと思ってるので（笑）何よりマイペースな人たちといるっていうことがいろいろ勉強になると思うし、マイペースな人が自分のマイペースさに気がついた上ならリズムづくりって意外とうまくいくんですけど、わからない人の場合は、そこの負担が大きいからさ。いいですね、じゃあ。

**江頭**　はい、よかったです。ことしの春夏は保育園とかレストランとかで働いていて、休みの日がバラバラだったり時間帯もずれたりして、空き時間があったはずなんだけど、どうしたらいいかわからなくなっちゃったところがあったなと思って。今はこの時間になったらこれをするっていうものがあることで、逆に自由になってると思っていて、実際、利用者の方も時間とかタイミングがすごく大事で、それがちょっと前後しちゃうだけで心が乱れたり、ていうことがあって。なので、私もこの仕事で日課のようなものをつくらせて貰ってありがたいなあって。

**リズム**

**川﨑**　あの、どんな人にもリズムがあって、リズムに負担があるかどうかっていうことなんですね。いちばん小さい単位は呼吸。あとは心臓の動いてるリズムでその人のペースをつくってるとかさ。なんだかんだ言って、もう数日で十二月がやってきますけど、まあ「ラジオと整体」を始めて、鶴崎さんも変動が大きかった一年だと思うんですけど。

**鶴崎**　そうですね。最初、三月に話したときは二人のお金に対する意識も、真面目で縮こまってた感じからするとだいぶ状況が変わったなあと思ったり。あと、机周りを完璧にしたいって言ってたことが叶ってるなあとか。仕事のほうは、十月後半からギューッと集中して入ってきて、やっぱり集中してる状態が気持ちいいなっていうのと同時に、ふと、いつまでこれを続けるんだろう、って最近思ったりして……まあ、気が済むまでやればいいんでしょうけど。

**集中**

**川﨑**　（笑）集中のさせ方っていうのはやっぱりその人にリズムがあって、つくる作業には集中が関係あるんですよね。それに向いてる体の人はそちらの体の使い方を学ばなきゃならないし、周りのリズムで体を整えるのが向いてる人は、もうできるだけ素直にその環境に合わせるほうにシフトしていくと、やっぱり楽なんでね。だけど学校で学んでる時はわからないわけですよ。

**鶴崎**　そうですね、均一ですよね。

**川崎**　そう。この職業ではこうやりましょう。だけど例えば消防士になるとしたら、ほんとうは出番がないほうがいいわけでしょ？

**鶴崎**　うん。自分の出番をつくるために火をつけた消防士の話を聞きました。

**川崎**　（笑）向いてないよね、そういう人。どういう人が向いてるかといえば、出番がなくても毎日訓練できる人であって、精神的にかなり強い人っていうことになる。自分の向き不向きに気がつくことは大切なことで、早くに気がつければありがたいけど、何度でも失敗していいと思うんでね。二人とも一年の間にそれだけ仕事の変化があるっていうのは体力がある証拠で、体力がないと一つの仕事もなかなか消化しきれなくて、くたびれちゃう。でも一回リズムづくりできた体は慣れていくでしょ？　つまり失敗しないと精度が上がらないのが仕事で、結果的に体力づくりしてることに気がつけば、ぜんぶ自分を丈夫にしてくれてる運動なんだなあと思って、それにお金が貰えることを前向きに捉えられると思うんですよね。いまは仕事が見つかりにくい時かもしれないですけど、困った経験がすでにある場合は意外と丈夫かなあ。だってこういうことになる前に二人ともフッともう、お勤めから離れちゃってたから。そこからだいぶ仕事の内容とか質が変わった結果、いまの職種にたどり着いていて、また来年もね、変わるかもしれないし。

**失敗しないと精度が上がらないのが仕事**

### 仕事のリズム

**川崎**　で、集中の話があったんですけど、やっぱりやりたいだけやり尽くしたいと思って始めてしまうと続けてしまうので、休み方が難しい。

**休み方**

**鶴崎**　周りの女性は適度に遊んで楽しそうにしているのに、作業ばっかりしちゃって。え、温泉?みたいな。テレビ見るとか、漫画読むとか、そんな余裕も発想も、一切ないなって。

**川﨑**　(笑) 体の方向性でいうと、行って、そこで労働して帰るルーティンを違和感なくできる人には、働いた結果のご褒美として色々あるわけです。だけど集中する人はまずマイペースであることを認めないといけなくて、自分で獲物を獲ることがすでに遊びであり、仕事なわけ。

**鶴崎**　たしかに、遊んでる感じはあります。

**川﨑**　だから一生けんめい泥団子つくってる子に休めとか言えないのと一緒で、やってる仕事がもう漫画だし、自分が漫画の主人公なわけよ。そういう人は休むっていう発想じゃなくて、遊ぶことが仕事であるっていうふうに溶け込んでいくこと。あと仕事も遊びであるっていうふうに崩していくこと。この両方が大事で、ここでこの仕事をしてくださいね、はい、ってそれをやるような体の人とは、もう全然違う。その延長に体の使い方があるわけです。で、だいたい女性は消化器系統が発達してるから、食べていける安心ができれば、どんな仕事もある程度はできる。もっというと、家庭生活みたいなところでお金が十分に使えるようになると、ほんとうにニコニコし始めます。つまり女性にとって安定してご飯が食べられるっていうのは巣づくりと関係があって、それに興味がある人はそれでいいけど、ものづくりの人はあまりそこは関係がなかったりする。

**江頭**　うん。

**川﨑**　だから、まあ芸術関わりの女性で結婚したいとかいう人が結構いるんですけど、マイペースすぎて(笑) 生活よりも面白いこと優先しちゃうんです。ただまあ女性の場合はお子さんができたりその後もあるので、生理的なものと職業がいろいろと複雑になりやすくて決められないと

**体の方向性**

**遊ぶことが仕事である**

**仕事も遊びである**

**女性**

こもあると思うんだけど、それでも男女関係ないのは、子供の時にどんなふうに遊んでたかなんですよ。それが仕事につながってたりするから、子供のとき出発したものが成熟した結果が仕事だと思って、だから鶴崎さんは子供の時からこうしたかったんでしょう。

**鶴崎**　うんー。動物病院の看護婦さんになりたいとか言ってたんですよ(笑) 大学行きなさいって言われたときに道が分かれましたね。

**川﨑**　そこで押し切らなかったところがあって、それがまず成長のきっかけなんですよ。例えば心は女だけど体が男の人とかさ、そうやってとにかく何か出てくるのが成長で、それをどう捉えて成長の糧(かて)にして打破するかっていうのが仕事と関係あるし、だから好きなことを仕事にするっていうのは、わがままなんです(笑) だってほんとに、好きなものだけに囲まれて生きている人っていないから。嫌いなものに囲まれてる人もいません。何かしら好きなものがちょっとあったり、嫌いなものがあるはずだから。じゃあどうせなら、今やってる仕事の中に好きを広げていくほうがいいでしょ? 例えば江頭さんだったら今の仕事の中にお菓子づくりを入れていけばいいわけ。

**江頭**　ああー、はい。うんうん。

**川﨑**　逆に鶴崎さんだったら誰かへの依頼がないとできない仕事ですから、一人でやってるように思える仕事ほど頼むことがたくさん出てくるわけ。だから意外と拘束されてるんですね。

**鶴崎**　うんうん。

**川﨑**　ここらへんの仕組みがわかってきたら、休むことにもたぶん、単位が出てくると思う。あの、ピアノでフジ子・ヘミングがうまく弾けるようになったっていう海苔の漁師さんがいたんだけど、働くのは海苔漁の時だけだから半年で仕事がなくなって、あとの半分は、パチンコしたりゴ

**子供のとき出発したものが成熟した結果が仕事**

ロゴロしたりしてたんだって。そうすると遊んでるように思われちゃうわけ。

**江頭**　すごい（笑）

**川﨑**　だってしょうがないよね、それがその仕事のリズムだから。だけどそのときにピアノと出会って、これを弾けるようになりたいと思ってピアノを始めて、最終的に本人の前で弾くっていうことをテレビでやってましたけど、人間って、何かしらやりたいことが出てくる。暇っていうことはね、ない。もし何も出てこなかったら、不健康かもって考えてもらうといいかな。

仕事のリズム

不健康

## 買い物しないって不健康

**川﨑**　で、前回お買い物の話をちょっとしてたんですけど、ほんとあの、買い物しないって不健康だからね（笑）今こうなっちゃってお買い物に行けないっていうのは、とくに女性にとっては調子を崩すことでもあるかもしれません。店員さんとお喋り（しゃべ）りして洋服買うとか、お気に入りの喫茶店でお茶飲むことができないとかね。そういうことって意外と毎日の蓄積が大きいから、そういう意欲があんまり出てこなかったら、私からみるとそれは運動の失調状態です。働きが表に出てこなくなって、内側に溜まってる状態。何かしら体を動かさないと停滞してしまって、健康から離れちゃいますからね。だから二人とも健康ってことよ。

買い物しないって不健康

運動の失調状態

**鶴﨑**　残りのお金はぜんぶ今のうちに使わなきゃって（笑）お勤めより自営のほうがお金を使うことにかなり前向きになれるなって最近思うようになって……経費にできるから。

**川﨑**　その考え方を持てるようになっただけでもだいぶ意識変わると思うんだよね。お金は使うことでその先いろんなことが出てくるっていうことですね。整体の話をすると、ある奥さんが、ご主人の知らないところでお金使っちゃったんだって。で、ご主人があまりの使い方にびっくりして野口先生のところに相談に来てね、お金三百万使われたと。どうやって使ったのか聞いたら、指輪を買ったという。じゃあそれは使ったんじゃない。指輪に換えたんだろ？っていう話をして。よくよく聞くと、その奥さんは欲しいときにすぐに買えるような生活をしてた人で、ご主人は、そういうお金の使い方をするのが素敵だなと思ったから結婚したわけね。豆腐一丁が何十円で、うーんていう人はそんなお金の使い方できないでしょ？（笑）

**江頭**　はい（笑）

**川﨑**　だけど、幼い時からお金の単位がわかってる人の使い方は、物として換えちゃうだけなんですね。これはあの、消費じゃないんです。そうしたくなる運動のほうをみましょうって野口先生は言った。つまり、そうしたくなるのは体の問題で、お金があるかどうかと関係ない。そうしたくなる運動さえ変換すれば、お金をそんなに使わずに済むわけ。そのご主人どうしたかといったら、奥さんがパッて買うとき、すぐにそれを買い取って、すぐに売るんだって（笑）そしたらまあ差額でちょっと損をするぐらいで済む。それが彼女の運動で、その運動量が欲求不満なわけです。ご主人に対しての不満かわかりませんし、自分が仕事したいっていう不満かもしれないし、自分の価値を確認するための指輪かもしれない。まあ、女の人がすることはわかりやすいんです。私がいつもお話するのは、食べたいものがあったら我慢してあんぱん二個にしないで、ゴディバのチョコのシェイクだろうが飲んでください（笑）何がそのシェイクを飲みたくさせてるかといったら、一方で何か頑張ってる証拠なのね。私これだけ働いてる、とか、これだけやってるのに認めてもらえないとか、こういう欲求不満をお金で表現してる。ということで、今日までにいろいろ

**野口先生**

**物として換える**

**そうしたくなる運動**

**欲求不満**

と不満とか欲求があるかもしれません。だから、今日、何が欲しいか。あの、お金がなくて困ってる人もいるかもしれませんけど、お金がなくて困ってることと自分が欲しいものは違うから我慢しなくてよくて、今日から欲しいものを、そうですね、五つ出しましょうか。

## 今日、何が欲しいか

**鶴崎**　さっきホッチキスがうまく作動しなかったんで、問題なく使えるホッチキスが欲しい。

**川崎**　（笑）書いてアウトプットしとかないと。

**鶴崎**　あと、また三百万ぐらい欲しい。気持ちよくお金をじゃんじゃん使う体験をもう一度したい。あと、革のいい靴と鞄が欲しいなあっていう年頃に（笑）ヨレヨレの鞄とかリュックとかばっかり使ってたんですけど、みすぼらしいなっていう気がしてきて。あとアウター。

**川崎**　こうやって人に話すとほんとに具体化するから。そういうの欲しいあなたなんですねって認めて貰えることが考え方の固定化を緩めてくれるのね。だから溜めずに出す。どうですか？

**江頭**　八つ出てきました。一個は、ペティナイフが欲しいって言ってたのに買ってないじゃんっていま思って、十二月は合羽橋に行けたら行きたいなあと思いました。

**川崎**　そういう場合は、ペティナイフと合羽橋を一緒に書いておく。あの、合羽橋っていうのは目的地だから、そこに行き着かない時もあるんですね。だから、身近なお店でもペティナイフを見る機会があれば、見とくほうがいいんだよね。で、そのとき買っちゃってもいいわけ。

**江頭**　あ、そっか。いま私はゴディバの手前のことを言ってるよっていう話。

**川崎**　そう。どうしても二行程入ってくると、そのためにってまた考えて、自己抑制しちゃうことが多いんですよ。どんどん理想化されちゃうから。でもなぜ合羽橋が出たかがすごく重要。

**江頭**　なんか憧れのイメージがある（笑）

**川崎**　そう、だから、それが自分がいまから生活していくための希望です。それ以外には？

**江頭**　それ以外に、二畳ぐらいのホットカーペットが欲しい。

**鶴崎**　帰りに買って帰るとか。

**江頭**　そうですね、ニトリかカインズかをちょっと見てこようかな。あとは、ノートパソコンが欲しい。次はスニーカー。あと次は、仕事で着る服。ダボっと着れる楽な服で、枚数もちょっと欲しいな。あと、電気釜。あとホットサンドをつくる網が、いまアマゾンのカートには一応入ってるんですけど（笑）ちょっと今はまだとか思いながら、たまに見てる。最後が、漠然とですけど、畑。食べるものを自分でつくってみたくて、夢としてはそういう場所が欲しい。

**川崎**　ああー。最初の頃からしたら今回は夢とか希望がいっぱい出てくるよね。

**江頭**　ほんとだー！（笑）

**川崎**　最初は年金って言ってて（笑）だいぶ具体的になってるよね。その中でも目的地とか、場所があるのは大きいんですよ。合羽橋とか、畑とか、もう足がかりを持ってるからだと思うのね。足がかりが自信になってると欲しいものが具体的になるからさ。で、それを一個一個潰していかないといけないのね。あとは重いか軽いかで分ければいいです。例えば網は重い？軽い？

## 重いか軽いか

**江頭**　軽い。

**川崎**　買おうね（笑）あと、ペティナイフ。

**江頭**　軽い。

**川崎**　軽いね。畑はどう？

**江頭**　ちょっと重いかも。

**川崎**　重いよね。だけど準備があれば、借りるところからでもできるよね。すごいじゃん、今日までの私でこれだけ夢と具体的な物質が出てきた。で、金額的に負担なものがあるとするでしょ？買えないと思わないで、それをもっと小さく細かくする方法もあります。軽くして買ってしまうっていうことですね。代替えをするのがいちばん間違っちゃうんで、それはやらないこと。

**鶴崎**　これ代替えしてます。（鶴崎宅のカーペットを毛布で代替え）

**川崎**　これは完全に代替えです。代替えをするとしみったれていくから。

**鶴崎**　これ欲しくなくていいことにしてます。

**川崎**　（笑）しみったれてることに自分で気がついたら、それは失敗として認めて代替えをしないでいくと、質が上がるんですよ。つまり、いいものが買えるようになるっていうこと。ずうっとあんぱん二個をやってると、ずうっと続く。お金持ちになっても続くから、切ない。

**江頭**　ああ。

**川崎**　（笑）だけど、このお買い物で満足感が、金額じゃなく身についていくと思うので。鶴崎さんのほうもだいぶ自分の身なりにかかってきてるじゃないですか。認めてほしいっていう要素が大きいわけよ。アウターとか靴とか、自分を社会的に認識して貰うところにお金を費やしたい。

**鶴崎**　そう、三百万で何するかっていうと歯の矯正とか（笑）身なりを色々大人にしていきたい。

**川崎**　そこまでわかってるっていうことは、大人になったっていうことだからさ。そしたらここの中でも重い軽いで見ていくと、三百万とアウターとどっちが軽い？

**代替え**

**代替えすると しみったれる**

**鶴崎**　三百万は現実味がないから軽いかも（笑）どっちかというと革のカバンが重たいです。

**川崎**　じゃあ、革の鞄はすぐじゃなくてもいいわけだよ。そしたら靴とアウターと三百万とホッチキス、どれが一番軽い？

**鶴崎**　ホッチキスです（笑）

**川崎**　ホッチキスって、ないと困るものなんですよ。アウターは替えがきく場合があるけど、ホッチキスはそれでなければ使えないものでしょ？で、あなたの場合どうしても実用主義でお金を使うから、しみったれちゃうんですけどね（笑）お金がきちんとしてる人ほど遊んで使っちゃいけないって考えちゃう。そしたらホッチキスって、軽そうに見えて意外と重いかもしれない。ここの中でいちばん買いやすいのどれだと思う？

**鶴崎**　アウター。

**川崎**　だよね（笑）そしたらそれを最初に買ってしまう。で、消していく。一個消すとまた出てきます。私あの、自転車欲しいって言ったら鶴崎さんがくれたからね。だから好きなものとか欲しいものはどんどん言っておくと、ほんとにそういう行動力が出てきますから。まあ、江頭さんは夢が、鶴崎さんはアウターからしてもそうですけど、外に出ろってことだからさ。

**鶴崎**　そうかも。身なりとかも軽ーくして、外に出やすい格好にしていきたい。

**川崎**　行き着きましたね。これは取り組みやすいので、今日からぜひ取り組んで買ってみてください。私自身もちょっとずつ買ってます。自転車はもう大活躍。車もバイクも免許あるんだったら、どう？っていわれる時があるから言っておけば。こう考えると楽しいよね。

**江頭**　はい。

誰に、何を、どういう所で、プレゼントしたいか

二〇二〇年十二月十三日　「ラジオと整体」として放送
対話　江頭尚子・川﨑智子・鶴崎いづみ・野上麻衣・原田淳子・松井亜衣

**我慢は不健康**

川﨑　これつくったの？
江頭　そうです。
松井　すごい。
川﨑　今日は賑（にぎ）やかに始まりましたね。はい鶴崎さん。（パン切り包丁を渡す）
江頭　いま鶴崎さんが「てしまのまど」のシュトーレンのカットをしております。
鶴崎　わあ、すごい！
川﨑　詰まってる。そして江頭さんのお菓子が美味しいです。
江頭　よかったです。鶴崎さん、いいんですけどシュトーレンてそんなに分厚く切るんですか？
野上　そうそうすごい薄く。あ、切る切る。ほら、前回のお話でさ、江頭さんが欲しいものを。
江頭　まず一個買って、ホットカーペットをわが家に導入しました。感動的な暖かさ。
野上　あったかいのは大事だよね。お金もそうだけど（笑）寒さも我慢しなくていいよね。
江頭　やっぱりあったかい状態で考えることが大事というか、寒いとケチケチしてきちゃう。
川﨑　その、我慢はほんとに不健康につながるので、緩（ゆる）んでいく感じがあればいいかなあ。あと関東で大きいのは、乾き。あの、寒くて乾いてる。そうすると心が乾く。例えば買い物に行って、

**てしまのまど**
香川県・豊島にて美術家・安岐理加が主宰する活動体。島の歴史と、人々の造形的な営みの関係を再確認し共有している。二〇一三年より喫茶部開始。

**我慢**

**乾き**

これありますか？っていった時に、え？（怒）とか言われたら乾いてる。この人は水分がとれてないなとかさ、そういうのもやりとりでわかるわけよ。あと硬くなって重くなったりしますから、うまくいけばシュトーレンみたいにね、旨味が出るような人になるかもしれないけど（笑）これは一ヵ月二ヵ月三ヵ月寝かして、それぐらいで美味しくなるようなものですから。ドイツの人に聞くともう自慢げにシュトーレンの話をああだこうだ、私も長々と聞かされたことがあるんですけど（笑）それぐらいに熱くなるような何かっていうのは必ず潤いみたいなものと関係がありますから。あ、切っていただいて、クリスマスな感じが出てきましたけど。

**江頭**　いい匂い。夢のような香りですよね。

**川﨑**　ということで、シュトーレンで始まりましたけど、なんだか今日は賑やかで、そして素敵な大人の女性もいらっしゃっていただいたり、あと、先ほどまでちょっとみんなで山芋のお好み焼きをつくっていたんですけど、お好み焼きとか鉄板焼きって、とても温まるし、あとジャジャジャジャとかいう音がすごくこう、いいですよね。

**江頭**　はい。元気が出ました。

**鶴崎**　あんなに感動すると思わなかった。泣いてる人もいた。

**全員**　（笑）

**川﨑**　やっぱり食べるシチュエーションも大事だと思うので、鉄板焼きは意外と手軽だし、よかったら皆さんもお家でやってみていただいて、あの、いま集まれないからね。まあ今日はこういう感じで集まってますけど、少しこう自分で温めるようにしていただくといいかなあと思う。あの、こないだ買うことのお話をして、そのあとなぜかラジオ聞いてるっていう話をけっこう聞くようになって、それまでは外で買うことを控えてたんですけど、ちょっと洋服屋さんに行って、お店の人と話をして服を買ったらとても良かったって言ってたので、やりとりでお金を使うと買ってよかったなあっていう満足感があるんですね。今日集まってる三十代四十代、これぐらいの年齢の方々が一番、満足感で買う世代なんです。その方々が今とても辛くてね。家にいて買い物にも行かなかったり、我慢しちゃったり、そこをちょっとずつ、あの、ご褒美とかそういう感覚じゃなくて、買うと楽しいと思って、運動だと思って買ってもらうといいなあと思う。前回は、いま欲しいもの何？って聞いたんだけど、今度は、この年末のクリスマスの頃っていろいろプレゼントが出てきますから、ここに何かお金を使って貰いたいなと思ってて。プレゼントをしたい人、あと何をプレゼントするか、できればそのシチュエーションも含めて今から想像してもらって、プレゼントしたことにしてしまいたい。あの、一切お金の話はしてないんですけど、誰に、何を、どういう所で、プレゼントしたいか。これをちょっと考えてみませんか？

**満足感**

**プレゼント**

## 誰に、何を、どういう所で、プレゼントしたいか

**松井**　私は、最近からだの不調がある友人が何人かいて、その人たちに四枚重ねの靴下をあげたいと思いました。綿と絹のやつで、二枚は五本指で、二枚は普通の形のものを重ねて履く、足元の冷えをとる靴下。そういうところからみんなにちょっとでも安心して貰えたらいいなと思います。

**川﨑**　ありがとうございます。あります？

**江頭**　もう買いました。

**川﨑**　えっ、すごい。

**江頭**　あの、お付き合いしてる彼がいるんですけど、その人が子供のころ好きだった絵本があるんですけど絶版になってて売ってなくて、でもメルカリをやってると、懐かしい～みたいな絵本がいっぱい出てて、それを買ったんですよ。それを今年中にあげます。

**川﨑**　ああ～。てことは絵本。はい、ありがとうございます。どうですか？

**原田**　私は具体的な人と物っていうわけではないんですけど、この一年で会える人と会えなくなった人がいて、会えなくなった人には手紙を出したりしてるんだけど、会える人に対して何もしてないなって最近思うようになって。昨日職場で一人辞めたんですけど、花束を渡して、そのときにふっと、いなくなる人に対してはやってるんだけど、一緒にいる人に対してむしろ何もしてないというか。こういう状況になっていちばん心救われたのは図書館の仕事があってとても良かったなと思ってるんですけど、喋（しゃべ）れる人がいるっていうのが。じゃあ何あげようかなって今（笑）考えたら、その人たち一人一人の好きなものあげたいじゃないですか。猫が亡くなった人に対しては猫のもの。で、新しく入ってきた男の子が料理がなんとなく好きそうなんですよ。何が好きか、そういう話をほんとはしたいんだけど、仕事の話ぐらいしかしない環境だから、まずはその人たちの好きなものを聞いてそれをあげたい。だからまだあげられていない、っていう感じです。

**川﨑**　はい。これもあの、プレゼントするっていう行為の話で、あの、物理的なものだけがプレゼントじゃないっていうことを覚えておかないとね。そうしたい欲求と、聞いてあげるところから始まるプレゼントって若干違いがありますから。ありがとうございます。ありますか？

**野上**　私も好きな人に、プレゼントっていうよりは、今年はコロナのことがあったので、出かけるよりお家の中で過ごしたりご飯食べたりとかが多かったんですけど、私も彼も食べるのが好きな

**物理的なものだけがプレゼントじゃない**

ので、近所の行ったことないお店とかに一緒に行って食べたいなあっていうのと、あと、原田さんの話とも近いんですけど、近くにいる人って言葉のやりとりができなかったりするから、手紙を書きたいなあって昨日思って、っていう感じです。

**川﨑**　はい。ここにあの、クリスマスを一緒に過ごす予定の人がいる場合と、ない場合もあるんですけど(笑)あの、習慣性のものですから、誰かと一緒に過ごさなきゃいけないわけではないいんですけど。でも、プレゼントをあげたい人はどんな人でもいいですから。どうですか？

**鶴﨑**　私は母親に。母は人のことばかり考えてる人で、積極的に人の世話をする人なんですけど、逆に誰かやってあげてる人っているのかなってふと思って。で、父のほうは自分の気持ちを表現する人だから、七十歳お祝いしなきゃいけないんじゃないか？とか、こう自分でアピールしてくる(笑)やっぱりアピールしてくる人にはプレゼントを贈っている回数が多いんですけど、母にはあんまりあげたことがなくて、六十歳の誕生日のときに、父にはピンクのシャツをあげて、母にはピンクの花をあげたんです。それが南方の花で、実家に帰ったら、あ、ピンクの植物なくなってるって思って、聞いたら庭に植え替えたらぜんぶ緑になっちゃったって。

**全員**　(笑)

**鶴﨑**　葉っぱが綺麗なサーモンピンクに染まる花だったのが、ただの緑の葉っぱになって、プレゼントしきれなかった感じが残ってるから今度は変色しない花をあげたい。母は花が好きだから。

**川﨑**　(笑)お母さんは花が好きだってまずわかった上でのことですね。ありがとうございます。あの、いまプレゼントを考えた時に、あげたい人と、あとは、具体的な物が出てきたと思うんですけど、まず具体的に出てきた物ですね、それが自分らしさです。あの、いかにも相手の喜びそ

## 自分らしさ

うなものと思って考えるんだけど、それはあなたの特徴なんですね。だから靴下をあげる人は、身近にいる人が友達だと思ってることが多くて、あとは会いに来てもらうよりは自分で会いに行きたい。まあ、足っていうのが行動力と関係あるから。ですから今からお友達になりたい時に靴下いいよね。仲よくしたいですっていう意思が靴下に非言語で現れてますから。

**松井**　たしかに。ほんとに最近職場に入ってきた、これから話をしていきたい人たちだったので。

### 自分にプレゼントする

**川崎**　だから、ほかの人のプレゼントの話を聞くことのいい点は、じゃあ自分も仲よくなりたい人にそういうプレゼント贈ってみようと思ったり、あとは、まず自分に贈ってあげるところからやってみていただきたいなあと思います。まず自分にプレゼントするのが、体を整えるには手っとり早いんですよね。だから江頭さんがいってた絵本って、安らぐっていうことです。大きいものが多いから、座ってゆっくり見るようなものでしょ？　だから絵本を贈りたい相手が大事な人の場合はその人にですね（笑）私はこれだけあなたに安らぎを求めている。

**全員**　（笑）

**江頭**　えー、そっかあ（笑）

**川崎**　っていうメッセージをプレゼントすることになりますから、やっぱり女性にとってのプレゼントってほんとにね、ダイレクトなんですよ。これお猿さんもそうらしくて、オランウータンのメスが発情して彼を見つける時期が定期的にこないんだって。で、あるとき女性が気がついて、積極的にアプローチを待つ、そういう動物だそうで、ある決まった木があって、そこに彼が自分の気に入った葉っぱをそっと置いたら、それを受けとるとオッケーっていうことらしいんですよ。なんて人間より奥ゆかしいって思ったんだけど（笑）でも、そういう、私だけがわかるものじゃないとあなたは私とお付き合いできませんよっていうのは女性たちは本能的にわかっていて、一番わかりやすいのは花なんですね。花を渡す行為が男性にも強要されるのがヨーロッパですから（笑）だけど、ちょっとそういう女性の言語を男性がわかれば、仲よくなるのはとても早いですね。で、どうしても女性は男性に、こうやって自分のものをあげたくなっちゃう。

**花**

**江頭**　自分が欲しいものをあげたいっていうことですか？

**川﨑**　そう。それを喜んでもらえるように考えられるかが他の人のことを考える練習になるんですね。そういう意味では原田さんがおっしゃってた、まず相手の行動から見るっていうのはもうちょっと愛情が大きくなってきてるんです。不特定多数の人に私は支えられてるなっていうのを思い出す時期が大人になると来ます。そうするとね、誰かに個人的にあげたいとか、個人的に貰いたい欲求よりは、どんな人にも幸せになって欲しいとか、聖人みたいな考え方に（笑）近づいていっちゃうわけね。どうしてかといったら、体がどんどん受け身になるからなんですよ。

**原田**　うんー

**体が受け身になる**

**川﨑**　ああ、自分には周りの人の助けがあったんだなって思い出せるぐらいの骨盤の硬さが現れるとそんな働きになってきて、その上で選ぶものになってきますね。さっき言ったように職場の方がちょっと好きそうだな、好きそうだなっていうのはいま流動してる部分だから、そういう行為も一つ、プレゼントになると思います。だから、好きそうな人に私ちょっと、山芋のお好み焼きが食べたいんだけど一緒に行かない？ってこう誘ってみる。ええ？って言われますけど、もし喜んでくれたらプレゼントしてるなっていう満足があります。つまりあの、ご飯を一緒に食べに行くのもプレゼントですね。思い出っていうさ、男の人たちが大好きな（笑）

**思い出**

**全員**　（笑）

**川﨑**　女子は思い出を嫌うけど、男子は女の子の思い出をずっとこう秘めて安らぐ時を持つっていうのが習性でありますから。だから思い出になるような行為を、できれば女性たちは男性にプレゼントしてあげるといいんじゃないかな？っていう提案をいましています（笑）

**全員**　（笑）

**川﨑**　ですので物理的なもの、それはもしかしたら自分の欲求かもしれない。だけど相手のことを考えてから始まるプレゼントは、形があってもなくてもプレゼントになります。野上さんが言ってたこと、そう考えてみると、どう？

**野上**　食べるのは自分がまず好きだから、自分の満足でもあるけど、彼が好きなものでもあるので、どっちかなっていま思って、ちょっとわからない。

**川﨑**　そうですね。わからないのがプレゼントのまた難しいところです。だから、その人との関係性でちょっとわかるようなものをプレゼントにしたらいいんじゃないのかなあとは思います。そしたらお金をかけるようなことじゃないかもしれないし、お金だけの問題でもないかもしれないよね。まあ、野上さんが手紙を書くっていう話をしてくれましたけど、手紙もすばらしいプレゼントだと思います。あとは、電話をかけてあげるのもプレゼントになると思います。

**野上**　ふんふん。

**川﨑**　あと、お母さんにお花を贈って贈りがいがあったかどうかっていう話が（笑）あるんだけど、プレゼントはそういうものだからそれでよくて、でもお母さんは、ずっと持っておきたいから地面に植えたんだと思うのね。まあその結果、緑になったけど。

**鶴崎**　周りの木とおんなじになった。

**川﨑**　（笑）まあ、生き物をプレゼントするっていろんな要素があるのでね。ここまで話を聞いてみるとみんな結局、身内の方へのプレゼントが当たり前だと思うんで、今からは、全然知らない人にプレゼントするとしたらどういうものがいいかを考えて貰いたいです。あの、会ったこともない人へのプレゼントを考えて貰いたい。会ったことがない人と、夜、一緒にご飯を食べたあとに渡します。もっというと、自分が渡してるところまで想像するといいと思います。

## 会ったこともない人へのプレゼント

**江頭**　お菓子だと思ったんですけど、初めて会った人とご飯を食べた後、今日お会いできて良かったです、ありがとうございました、ってこう、軽いお礼みたいな気持ちで渡すかなと思って。

**野上**　私、前にホームステイしてた時に、全然連絡もとってなくて、行って、初めて会う。そのときに何を持っていくかみたいなのは近い悩みだなあと思って。そうするとやっぱり食べ物だったり、ハンカチとか、誰がもらっても嬉しいものにどうしてもなってしまいます。

**松井**　私は想像が飛びすぎて、いま韓流ドラマにハマっているので、憧れの人に会うっていうことを思ったんですけど、俳優か女優のほうかどっちかなあ。

**川﨑**　女優さんでも？

**松井**　女優さんでもずっと好きな人がいて、その方にほんとに会いたかったですって会って、まあ異国の方なので、日本のお茶とか、これを飲んでゆっくりお休みくださいみたいな感じで（笑）ちょっといい感じのレストランで、最後にはい、っていう（笑）妄想を。

**原田**　私あの、ご飯食べるとか、そういう話がある前にもう器しか浮かんでなくて、知らない人と会うって、それはもう事故っていうか、出会いっていうか、お互い知らないから自己紹介的なもので、今回は予期しない所でパッと会ってるけど、また次に会うんだったら私はこういうものが好きだから、これでご飯食べましょうねっていう私の意思表示で、自分の器かなあ。

**川﨑**　おお、はい。ありがとうございます。出てきましたね(笑)

**鶴崎**　私はパッと浮かんだのは入浴剤。自分が欲しいのかもしれない。ゆっくり休んでねみたいな感じで、ちょっと変わったいい匂いの入浴剤とかあったら嬉しいんですけど。まあ相手が女性だったらいいかもしれないですけど、相手が男性だとちょっと、妙な感じが(笑)

**全員**　(笑)

### 次に会う人

**川﨑**　わかりました。この誰かわかんない人っていうのが、ほんとに次に会う人です(笑) だからみんなの体の中に、次に何したいっていうのが必ず隠れていて、それを常に想像してる人と、していない人では、体の元気さが全然違う。いま出会ってなくても、生きてれば必ずいまから出会う人がいますよね? わからないっていうことがほんとに色んな意味で未来をつくっていて、成長だったり元気につながるものなんですね。だから、それをこの年末プレゼントを通して考えるっていうのは、すでに来年のことを体が準備していて、こういう話をして何もないですっていう人は、ほぼいないので。そしたら江頭さんが次に出会う人はどういう人か。原田さんはその器でそうそうこれねって言ってくれる人と出会うのか(笑) 入浴剤、じゃあ私もって言ってくれるような人かもしれない。ちょっと変わったっていうのがいいよね。ちょっと変わった入浴剤って何?(笑)

**松井**　バブとかじゃないってこと?

**鶴崎**　バブじゃない（笑）一粒だけど、ちょっといい値段して、ちょっと気持ちよくなれる。
**川﨑**　本当にこの、わからない人にあげるっていうことがこう、自分の可能性に対してプレゼントしてるんですよ。だから、挨拶のお菓子で悩んでたら、どういうお菓子をいまつくりたいかっていう自分の希望だったりするし、憧れの人にあげるお茶なら（笑）なかなか大変なものだし、だけどそれをあの、やってみるのがいいと思います。実際にお茶を贈ってみましょう。
**松井**　え、やばい（笑）じゃあ事務所に送っちゃいますよ、私。
**全員**　（笑）
**鶴崎**　松井さん会えるよ。
**松井**　え、やばいどうしよう。
**川﨑**　（笑）だってまずスターが来るとしたら東京なんだから、少なからず同じ地で見る可能性はあるよ？　逆に連絡が来る場合もほんとにあります。やっぱり会いたい人に会おうっていう思い込みが大事で、しかもそれは具体的にいる人だからできることなので、やってみてください。
**松井**　はい。
**川﨑**　で、器っていうのはもうあの、その人の趣味がいちばん出ちゃうものなんで、あえて器っていうのはその一致点がある人と出会いたいっていう欲求だから。
**原田**　もう自己紹介っていうより、これです、よろしかったら連絡くださいっていう（笑）
**川﨑**　ズシーン！　重っ！　みたいな（笑）だけどそれがやっぱり、次に自分が出会う人への自分なりの未来なんですよね。意外とそれはね、堅実にそういう人に会う感じですから（笑）で、野上さんのハンカチね。ハンカチが出た人って、恥ずかしがり屋さんが多いんですよ。だから、最初か

**自分の可能性に対してプレゼントする**

らもうさよなら考えてるわけ。

原田　それ木綿のハンカチーフですか？

川﨑　そう、すごく古典的な人です。いつこの人と離れるかわかんないなあと思って、そういうご縁みたいなことに対してちょっと、相手に対しての不安があったりもします。だから、そこはもうちょっと、バレンタインの時にいきなりセーター編むような子がいたでしょ？重いよね？

原田　マフラー三メートルぐらい編んでた。

川﨑　これは男の人からしたらもうすごいんですよ。ＲＰＧだとでっかい剣で殺されるような（笑）だからあの、ハンカチとかじゃなくていいよっていうこと。

原田　バスタオルいいと思いません？

川﨑　ほんとにあの、こちらだったら一目惚れしてもたぶんセーター渡せると思うんです。でも、こちらはそういう意味ではすこし自信がないから、ハンカチじゃなくて風呂敷にするとかさ。

野上　ああー、そっか。手ぬぐいだともうちょっと自信持てますか？

川﨑　手ぬぐいだともうね、結婚したいです。

全員　（笑）

川﨑　だからハンカチはちょっと、あまりにもみんなで社交辞令になっちゃってるんで、未来の人にあげるものはすこし大きなもの選ぶとか、未来があるんだから（笑）

鶴崎　え、入浴剤は何ですか？

川﨑　入浴剤になるともう三密どころじゃない話で。

原田　どんな香りか気になるでしょ？っていうことでしょ？想像つかないんだったらこのあと試

してみます？

**全員**　（笑）

**川崎**　原田さんはそういう意味ではほんとに純情派です。話を聞いただけでも熱いです。情っていうのは燃えてくるもので、でもいま情を感じづらい人が多くてね、男の子でも女の子でも好きなのにあったかくならないんですよね。ほんとは好きな人の話をちょっとしただけでもフワ〜って周りがあったかい感じがするはずなんだけど、今あんまりそういうの言っちゃいけないなって抑えてる人が多いから。だけどこうしてみると案外、密になりたいなとか、親しくなりたいっていう自分の欲求に気がつく。それがプレゼントっていうものなんで。今日これだけ種明かししちゃいましたから、友達にもちょっとしかけてみて（笑）どういうプレゼントする？

**松井**　鶴崎さんに入浴剤（笑）

**川崎**　密に（笑）あとね、女の人でハンドクリームあげるとかね、けっこう多いんです。親しくなりたい時にそういうものあげます。逆にさっき言ったようにちょっと遠慮しちゃうと、そういうものになってしまうので。でも未来の自分だから、ここはちょっと豪勢に。今日はお金の話ではなかったけれども、お金もプレゼントになります。お金っていう人がいてもよかったんだけど（笑）

**鶴崎**　あげるほど持ってない。

**川崎**　（笑）だけどまあ、それでもいいので。じゃあみなさん、よいお年をお迎えいただければと思います。ありがとうございました。

**全員**　ありがとうございましたー

**情**

**お金もプレゼント**

本気になるようなことが起きてるかどうか

二〇二一年一月二十四日　「ラジオと整体」として放送
対話　江頭尚子・川﨑智子・鶴崎いづみ

## プレゼント

### 与えることができるのがプレゼント

川﨑　前回プレゼントの話をして、その後プレゼント、何かありました？
鶴崎　友達にお年玉もらいました。
川﨑　えー！ 友達に？ まず友達にお年玉あげるっていう発想がすごいなあ。
鶴崎　ちょっとおかしいですね。川﨑さんはあの後、誰かに何かあげましたか？
川﨑　……考えるぐらいだから、それ以降、人にあまり会ってないね。非常事態宣言とか、どんどんそうなったりして。まあ、前回お話したのは、クリスマスの話だったり、人にこう、あげたいなっていう気持ちになるかどうかみたいなところだったと思うんですけど、プレゼントって、目に見えるものもあるし、目に見えないものでもいいと思うんですよね。自分にとっては物質的なものより、同じ時間そこで共有するようなもののほうが嬉しかったりもするので。そのあたりでいうと、今までは知り合わなかった人と、こういう環境になってきてまた出会いがあったりして、まあ、具体的にいうと向かいのお家の方からお茶飲みに来ない？って誘われるようなことがあって。
江頭　へえー
川﨑　この住宅団地のみなさんご高齢になってきてるので、とても気を使ってる状態ですから、そんな中で会うってなかなか大変なことでしょ？ そうは言っても一人暮らしの人も多いので、身近な人と毎日でも顔を合わせるような関係がより大事になってきて、そう声をかけていただいたので、じゃあ何もないのもなんだし、自分が楽しいことを共有できたらなあと思って、お好み焼きを焼いたんですね。中身もキャベツだけ。あともっと手軽がいいなあと思って、お好み焼き粉も買ったことなかったのでそれを買って焼いて、ケーキみたいに切ってさ（笑）届けて、お話したりして、そうすると今までとちょっと違う間柄になるでしょ？こういうのが続いていくような関係性でのプレゼント。で、あげてるようで実はいただいてるのかなあみたいな（笑）それがこの年末年始にかけてありましたね。江頭さんはどうですか？

**江頭** 私、クリスマスに絵本をあげたいって言ってたんですけど、こないだのお話で、絵本は安らぎで、それはあなたが安らぎを求めているからではみたいなことを言われて、確かに〜ってなって（笑）自分が欲しいものを言ってただけだなと思ったので、相手が何が欲しいかなって考えたときに、仕事の合間とかに使えるようなお昼寝マットが欲しいって言ってたので、じゃあそれをあげようと思って、そしたらしばらく経ってから上着をもらったので、嬉しいなあって。

**川崎** （笑）上着は彼が選んでくれたってこと？

**江頭** そうです。あと、妹の家族にも贈り物したくて、いろいろ詰めて宅急便送ったらすごい喜んでくれて。姪っ子には熊の人形をあげて、甥っ子には絵本をあげて、妹にはマスクスプレーをあげて、旦那さんにはタオルをあげて。遊んでるとことか電話で見せてくれて、嬉しかったです。

**川崎** いまは動画でお返事ができるのが嬉しいよね。鶴崎さんは、お年玉をもらう側（笑）

**鶴崎** それってたぶん、私が欲しがってるから（笑）私のアピールが返ってきてる（笑）

**川崎** （笑）

鶴崎　まあそういうのもあるんですけど、年末に思ったのは、こんな状況だから困ってる所になるべく納品に行くとか、そこで買い物しようとか、自分が大事にしたい所にお金でも何でも使うような意識を持って過ごした感じがしていて、それはプレゼントかもしれないです。

**ギフト**

川崎　あの、まあそれがちょっと宗教的な意味に変わってしまうところがクリスマスだったり、ギフトってそういう意味もあるんですけど、その、どうしても年末って何か困ってる人にっていうことが大きくアピールされたりするんだけれども、でも、与えることができるのが実は自分にとってのプレゼントだよっていうのが宗教的にはよく言われることで、自分の中に誰かにこうしてあげたいっていう優しい気持ちがあるんだなって気づかせてくれる意味でのプレゼントだから、って言ったりするわけです。そして、誰かに喜んでもらうことを嬉しく感じられるっていうのは、そういう心の余裕ができてきてるのかなって。

**与えることができるのがプレゼント**

鶴崎　それでこう、ずっと家にいるとユーチューブとか見るじゃないですか（笑）そうすると八十五歳ぐらいのおばあちゃんが、五百円食堂っていうのを群馬でやってて。

江頭　へえー

鶴崎　子供は無料で、一人五百円で食べ放題なんですよ。お土産まで持たせてて、毎月七万円の赤字が出るって（笑）でも、そのおばあちゃんが今が人生最高！とか言ってて、毎月赤字は出るけど、お金の赤字が問題じゃなく、人にしてあげて、それを喜んでもらえる状態が生きがいになっている感じがわかるというか。あ、八十代になったら食堂やってもいいなとか（笑）思ったり。

川崎　その、与える喜びを知っちゃった人を見たっていうことだと思うので、自分だけだと一人分の満足だけど、与えるっていうのはいろんな人の喜びを確認できる作業だから、それが染みつ

**与える喜び**

いちゃってる人を見て、ああいいなあ、と思えるっていうことは、その人の中に大人をみてるんじゃない？　大人だからできることだっていうさ。

**鶴崎**　うんー。あといまコロナで孤独を感じてる人もいっぱいいると思うんですけど、そうやって人のために働いてる人は孤独を感じる暇もないというか、充足感違うんじゃないかなあと思って、一人で寂しければ、人のために何かすればいいんじゃないかなあとか思ったりしてました。

**川﨑**　自分の中でそう変わってったなあって思いますか？　それとも以前からそう思ってた？

**鶴崎**　変わってったかもしれない。若いときは自分のことしか考えられなかったけど、金銭的にはまだまだ大変だけど（笑）ちょっと余裕が出てきたのかもしれない。

**川﨑**　江頭さんは、鶴崎さんのお話聞いてどう感じる？

**江頭**　人のためにやると寂しくないって、そうだよなあって今、思ったんですけど、私もまだまだ目の前でガチャガチャしてることが多いし、でも仕事を変えて、生活の仕方を変えてっていうことがこの二年ぐらい続いてる中で、自分自身の関心が、自分だけのことよりみんなでご飯食べたいみたいなことに変わってきたっていうのは、すこし目が外に向いてきたなって思います。

**川﨑**　自分に意識が集まってしまうっていうのは、まだ成長過程なのかもしれないよね。だから、そういうものが鶴崎さんの中にはもう芽生えつつあって、江頭さんは自分の生き方みたいなことにもうちょっと取り組みたいなっていうところにいるんだと思うので、その人によって気がつく時が違うし、気がついたらやればいいことだから。あとは周りにそういう大人がいるかどうかも大きいので、自分なりにいいなあっていう大人を観察してもらうといいのかなあ。

## 本気って何ですか

川﨑　さきほど困ってる所にっていうお話も出ましたけど、今はそういう通常じゃない環境、言葉でいうとほら、非常事態らしいから、そう生活してくださいって、生活のほうにまで及ぶような状況があるんだけれども、そういう時って大変だと思うよりは、自分は何に取り組めばいいのかなって思って貰うほうがいいかなあと思います。

江頭　うんうん。

川﨑　そういうときに大事なのが、本気っていう言葉をね、今日は使わせて貰いたいなあと思うんですけど、ちょこちょこ聞かれるんですよね、本気って何ですかって（笑）そう聞かれてしまうとね、まず本気って何かを考えようよっていうところから話をしなきゃなんなくなるんだけど、本気になるようなことが起きてるかどうかっていうことだと思うので。まあ、実際にいま困ってることが本気に直結しやすいですよっていうのは今までも話をしてきましたけど、それ以外に、本気になるのは体力的な問題だっていうことを言っておきたいなと思います。本気になれない体があるともいえる。だから、本気って何ですか？って質問する人たちは、一つには、本気になったことがないって自分で思ってるっていうことだね。

江頭　うーん。

川﨑　もう一つは、自分で意欲的に何か働きかけをしたいと思っている、そういう人の質問だと思ってますから。つまりもう、その質問をする段階で体力があるんですけど（笑）体力をどう使っていいかわからないっていうことですね。それで、一年間ラジオという形でお金の話をしてきて、この話を聞いてきた人の話もまた聞きました。そうすると話を聞くことが一つのリズムになってき

**本気**

**本気になるのは体力的な問題**

てたり、こういうのがあると助かるんですっていう人もありましたけど、さっきのおばあちゃんみたいに自分が喜べることがあって本気の体力があれば（笑）自分がおこなうと、まあ最も効果がある。本気が出るような働き方をしてもらうっていうことですけど、本気で働くには、まず、考える前に動きましょうっていうことかなあ。動いた結果から本気をつくり出していけばきっとお金も動くし、そのためにはまず自分が動いて、誰かに何かアプローチすることが大切かなあと思います。なにか最近、自分からおこなったことってありますか？

**考える前に動きましょう**

**江頭**　ゆずのジャムをつくって、実家の母親にあげました。お正月に実家に行ったときに、まあ元気なんですけど、外にも出られないし誰にも会えないしって母親が言ってて。で、ジャムはあげるためにつくったわけではなくて、沢山ゆずをいただいたのでつくったんですけど、じゃあひと瓶持っていこうかなあと思って届けたらすごい喜んでたんで、よかったなあって思いました。

**川﨑**　あの、まず自分が色々やったものを誰かに渡すっていうことはとてもいい体の運動だと思ってください。その運動は、事実だから。事実の結果がこう、出てきます。で、昔の言葉でいうと、あの（笑）古い言葉ですけど、徳を積むっていうらしいよ。

**徳を積む**

**江頭**　（笑）

**鶴﨑**　私は最近でいうと、アップルミュージックに登録したとかそういうのでもいいんですか？（笑）何かしたことないことしてみようと思ってちょっとやってみたのと、あと、したことないことをこれからやってみようっていうイメージを膨らませていて、ハングルを本格的に覚えたいと思ってるんですけど、いまの家の近くにハングル教室があって、そこに行ってみようかなとか。

**川﨑**　まず動くっていうところにもうちょっと焦点を当てるとしたら、今までの運動動作と違う運動をするっていうことだから、それも範囲内のことです。さっきの届けるっていうのは、そうしてあげたらいいかなと思っての行動なんだけど、それもなくてよくて、とりあえず動く。今までのパターンを脱線するような動きをまずしてもらうと、自分のそのときの反応で本気がみえる時があるから。まあほんとは困るのが一番わかりやすいんですけど、困った時ほどその人自体がハッキリわかるっていう意味で困ってください。だって木に囲まれちゃってる状態でしょ？どこにも出られないじゃん。

**今までのパターンを脱線する**

**困る**

**江頭**　ほんとだ。

**川﨑**　やべえ！っていう時に出てくるものが、本人も知らない体の中の自由な世界にパッとつながるきっかけをつくってくれる。そういう意味では脱線を意図的にしてみると、本気に触れる機会が出てくると思います。本気になることを一度でも体験すると、自分が働きかけをしてるようで、そうじゃないものが背景にあるんだなってこう、支えられてる気持ちが出てくるんですよ。だから本気になれる。自分のことじゃないと本気になれる人もいますし、自分のことじゃないと本気になれない人もいます。本気って何ですか？っていう質問の背景には、何かそういうことに取り組みたいっていうものがあると捉えてるので、なーんでも構いませんので（笑）とにかく動いてみて、動いたときの充足感から本気に取り組んでいって貰うといいのかなあと思うんだけれど。

## 喜んでお金をあげたくなる人

**川﨑**　そしたら今度、お金に関してですけど、こないだお金をプレゼントしてもいいんだよって言ったけど、誰かにお金あげることはなかったみたいだし、お金もらうことはあってもね（笑）

**鶴崎**　（笑）なんか、貰うのが上手いっていうことがわかってきました。

**川崎**　あの、そういう言い方をするのもなんだけれども、人にせがむのが上手い人がいて。

**鶴崎**　（笑）

### お金をあげたくなる人

**川崎**　だからあの、上手だと思ってもらって。だけどそれは不思議なもので、喜んでお金をあげたくなる人っていうことでもあるわけだから。それが私には向いてるなあと思ったら、そういうお金の使い方をすればいいし、困ってる人がいたら教えてあげればいいじゃん。自分の才能に気がつくと変わるよって『ある』でも話をしたと思うんです。もっというと自分がなりたいものよりも他の人からやってみたら？って言われることを是非おすすめします（笑）私は職人になりたいっていってもね、他の人から、あなたは人を助けるほうがいいんじゃない？っていわれたら、いやって思うかもしれないんですけど、ちょっと疲れたり自信がなくなったらお手伝いのお仕事をしてみたりね。そしたら変わると思うんです。言われたことをやった上でもう一回職人になることを考えてみたりさ。そうすると職業の間にいろんな仕事があることに気がついて、職人であってもお手伝いをする仕事もあるだろうし、お手伝いをしている中から職人に見つけてもらって、お付き合いが始まるかもしれない。つまり、何も諦めなくていいわけです。でも、できれば自分がこうしたいとかこうしたくないだけに固執しない。受け入れないってなっちゃうと、もうそれっきりなんですよね。それはお金もそうで、これだけしかないと思ってお金使ってるとほんとにそれだけしかないよね？（笑）でも、動き始めたら必ず連鎖が出てくるから。それがわかってくれれば動き始めるんじゃないかなあと思うんですけど。……あと鶴崎さん、何か聞きたいこととかあれば。

**鶴崎**　川崎さんとずっとお金の話をしていて、川崎さんは最初から、お金は使って使い方を覚えることですって言ってたじゃないですか。子供のときは不自由で、大人になって、自由さとか、健康な体を自分でつくっていくことが自立だよみたいなことと一緒で、お金も使うことで付き合い方が上手くなっていくとかそういうことが、まあここ一年お金をたくさん使ったっていうのもあるんですけど、最近わかるようになってきた気がします。

**川崎**　（笑）しみじみ言ったのが伝わってきましたから、私は自分の意図しないもので話をしてきた効果があってよかったと思います（笑）私はほんと、お金に関しては子供の時から全然悩みがなくて、困らなければいいっていう考えだし、困ったら困ったって言えばいいっていうこの二択で（笑）ここまで来たから。困ると本気になるでしょ？　本気になったらお金って本当になんとかなるんですよ。でも諦めると、お金もそれ以上の成長が止まっちゃう。だから生きてるとか本気っていうことのほうが大事で、それと関係してお金の使い方が変わっていくだけ。

**鶴崎**　それと、けっこう大ピンチのときにポーンとお金が入ることがあるんですけど、例えば帰りの電車賃もないぐらいの状態でおばさんに会いに行ったらお祝い金五十万もらったとか、そういうことを何回か経験してて、それは何なんだろう？

**川崎**　それはあの、そこまで自分を追い込んでる自分が生き生きしてるからです。あんなに苦しいのにどうして山に登るの？　みたいなもので、だけど、もうダメだあって言ったときに見た景色が素晴らしかったりすると、登ってよかったなあって、フワーっと頭の中にお花畑ができるようにできてるんですね。本気ってそういうことで、そこまで追い込むタイプがいるんです。まあ、骨盤が閉まりやすい人はギュウギュウ自分にストイックになって力が集まってるのが、本人は意識し

### 素直に受け取る

ないんだけど周りからは目立つようになってくるわけです。うわ〜あの人なんか大変そうだなって周りに感じさせるぐらいに。もうこれがないと、この米粒五粒で明日が、とか言ったり。

**江頭**　五粒（笑）

**川﨑**　それは実はそうしたいからそうしてて、それによる同情とか、あ、恵まれてるんだなっていうことの幸せが自分の中で感じられたりする。まあ元気になるために追い込むっていうのは生きものにはあることなんですね。だから、ポーンとお金が入ってくるんじゃなくて、それには必ず前提があるんです。そこまで自分を追い込んでたから起き得ることだから、それはやっぱりその人の生き延び方だと思って。例えば花はいい匂いがするからハチが来るわけでしょ？　だから、ああ私はそういう働きで生き延びてるんだって素直に受け取って。あとは、ほかの人からそう教えてもらったときも素直に受け取る。意外とここが難しいです。まあ鶴崎さんはおじさんが苦手なんですけど、おじさんから褒められたら絶対そのことをやらなくなると思う（笑）

**鶴崎・江頭**　（笑）

**川﨑**　それで江頭さんだったらたぶん、すこし年上のお姉さんにちょっと強く言われるとやっぱりプーっとしちゃって、余計に頑張っちゃってもう、仕事とかもパーンてこうあの、辞めちゃう。

**江頭**　見てるんですか？（笑）　完全に見えてますよね（笑）

**川﨑**　どうしてかって言ったら、それが一つ先の自分なんですね。もっと成長したいと思うから、そういう人からあまりにも適切にあなたこうよねって言われると自分自身にがっかりしちゃうんですね。そうじゃなくて、ああ私は頑張ってるんだっていうふうに認めてもらえたんだなあと思って、区別ができるようになると俄然、仕事の内容が変わる。ほんと、女性って自分が苦手だとか嫌いだっていう理由でいわれたことをやらなくて損してますから。ちょっと話がそれちゃいましたけど。でも、誰かのいうこと聞きたくないときが実はチャンスなんですよね、ほんとは。

**江頭**　ふーん。逆かと思ってました。

**川﨑**　誰の話も聞くよっていう時はね、周りへの要求がない時なんですけど、いやあ誰の話も聞きたくない、これは力が自分に集まってる時だから。そういうときに何か刺激があると気がつきやすいんです。ということで、ほんとに困ったことが今まであったかなっていうのを最後の課題にしようか。やっぱりお金に関してもそうですけど、自分の考え方の癖に気づく。考え方の使い方を学ぶ。お金の使い方は自分の体の使い方だということで（笑）終わりにしたいので。来月、いま困ってることがあったら持ってきていただければと思います。ここまでで何かあれば。

**いうこと聞きたくないとき**

**お金の使い方は自分の体の使い方**

### お金をすごく使いたい

**江頭**　ずっとお金の話をしてきて、自分の生活の中でも仕事が変わったり、お金を使ったり使わなかったりっていうことが色々ある中で気づいたのが、私、実はすごくお金使いたくて（笑）すごく使いたい。たぶん、普通の人より使いたい。普通の人がわかんないけど多分、かなり使いたいんですよ。てことはやっぱり、使えるような暮らしを目指すことが自然だし、何でしょう、別にお金持ちになりたいわけではなくて、例えばご飯とかもたっぷりないと嫌なんです。その、これだけねっていう感じを感じたくない（笑）もっとそこに素直になって仕事をしていきたいなっていうことを最近とくに思ってます。

**川﨑**　（笑）うん、大丈夫、大丈夫。あの、それはね、あなたのせいじゃないんです。いま言ったような欲求は、あなたの育てられた環境からきてます。

**育てられた環境**

**江頭**　うん（笑）

**川崎**　だから、例えばお家によっては、お腹空いたっていったら晩ご飯よって唐揚げ二個ずつこう渡されて、でも、唐揚げ三個食べたいわけですよ。

**江頭**　うん。

**川崎**　だけどお母さんが二個しか用意しなかったら、これがベストだと思って育つわけ。もっと食べたい！っていっても、ええ？もうそれだけよって言われて育つと、そうなるんです。だけど、山盛りにドーンと唐揚げが出されて、好きなだけ食べな、奥にもあるよって言われたらどう？

**江頭**　いやあ幸せですね。安心します。

**川崎**　そうね。だから、やっぱりこれはあなたのせいではなくて、あなたが育った環境の中に制限があったと思ってください。それをまずは、ありがたいなと思うことです。唐揚げが三個になった喜びを、常に十個食べてる子よりも、すごくね、正直に言えるんです。こういう感受性が、ほんとにお料理で仕事をする人に多いんですよ。食べられなかったから料理人になった人もたくさんいます。だから複雑なものじゃなくて、食べたいものを満足できるようなレシピをつくるような人になる。そういうふうに工夫することを学ぶんですね。私はこうしたいんです！っていま宣言できるということは、それだけお金に対しての強い思いが自分の中にあったことを認めてあげることでしょ？で、実際に制限はないので、そういう使い方ができるためにはどうすればいいかを学べばいいわけね。で、もう一つは、お家の育てられ方プラス、環境もあります。例えば街の子供と、それから山の子供と、海の子供では、これまた全然お金の使い方が違うわけね。

**料理人**

**街の子供**

江頭　そうですね。

川﨑　街はお金を使わないと生き抜けないようなシステムになっていて、小さい時から適応が進んでますから、街の子供であれば、そこへの興味や、失敗する確率も山とか海だけにいる子たちよりは多くあると思ってください。で、上手になります。だからお金に関しては使い方も大事だけど、育てられ方や環境も関係あるんだなと思って。できるだけお金のこと考えたくないと思って自給自足の田舎暮らしする人もいるから（笑）逆にお金を使って喜んでもらうほうが自分には合ってるなあと思えば、そういう生き方を選んだほうがいいかなあと思う。だからあの、それに気がついたのはいいことです。

江頭　気がつきました。

川﨑　よかったよかった（笑）じゃあ今日はここまでにしましょうか。

## コラム

# ダモ鈴木と世界経済

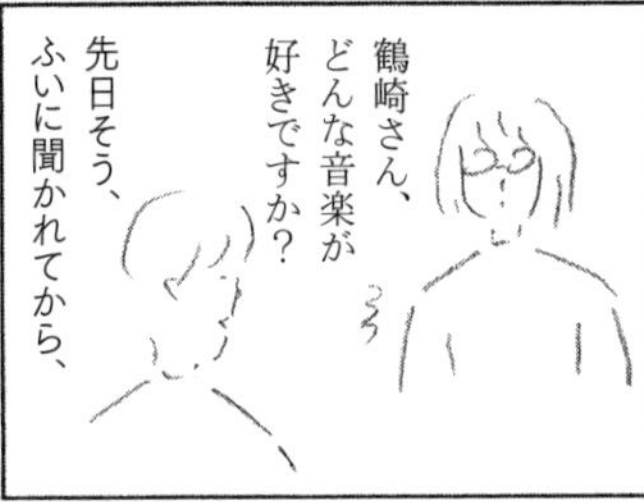


先日そう、ふいに聞かれてから、

二十代前半の頃、たまたまCDを聴いてどハマりした、ドイツのCANというバンドを思い浮かべた。

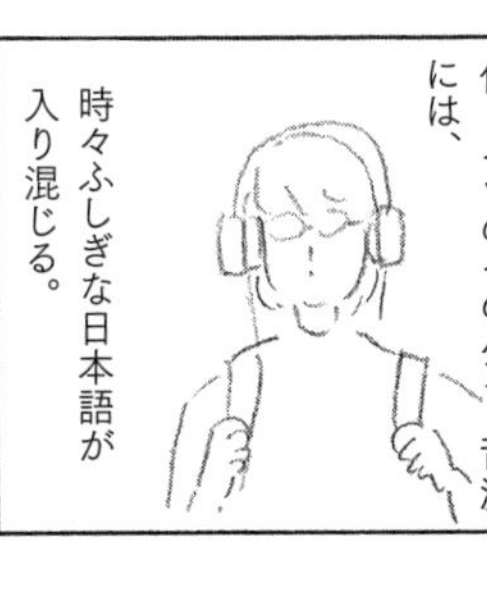

なんの背景も知らず、何千回としつこく聴いた七十年代ドイツのそのバンド音源には、

時々ふしぎな日本語が入り混じる。

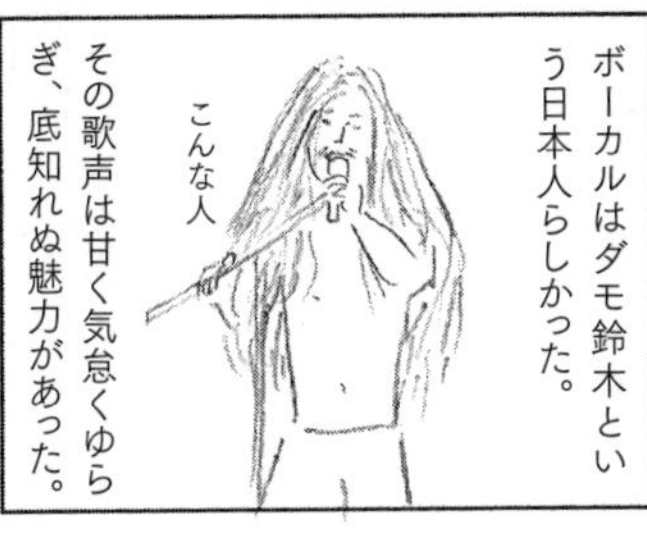


ボーカルはダモ鈴木という日本人らしかった。

その歌声は甘く気怠くゆらぎ、底知れぬ魅力があった。

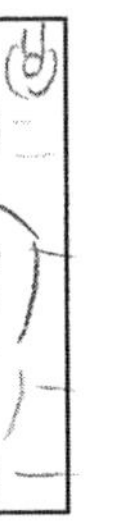

再び盛り上がった私は、およそ十五年の時を経て、初めてインタビューを読んでみた。

当時、新宿で最年少フーテンと呼ばれていた鈴木少年は、

十八歳で二万円だけを握りしめ単身ヨーロッパに渡り、

各国の新聞にパトロン募集を出しながら、偶然立ち寄ったドイツの街角でパフォーマンス中、

CANのメンバーに発見され、その日のうちにボーカルデビューする。

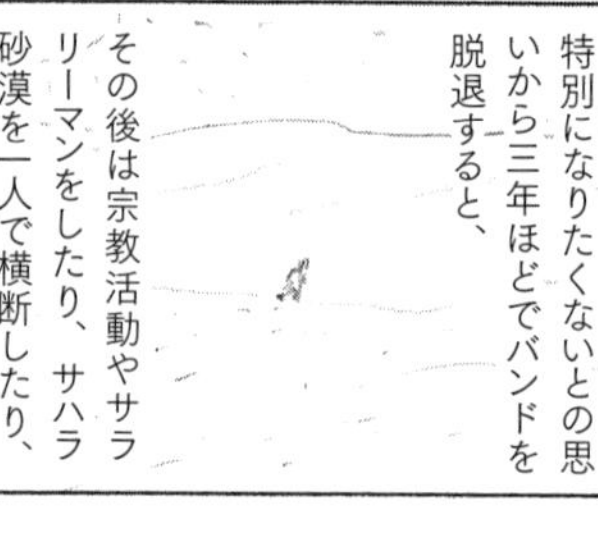
特別になりたくないとの思いから三年ほどでバンドを脱退すると、
その後は宗教活動やサラリーマンをしたり、サハラ砂漠を一人で横断したり、

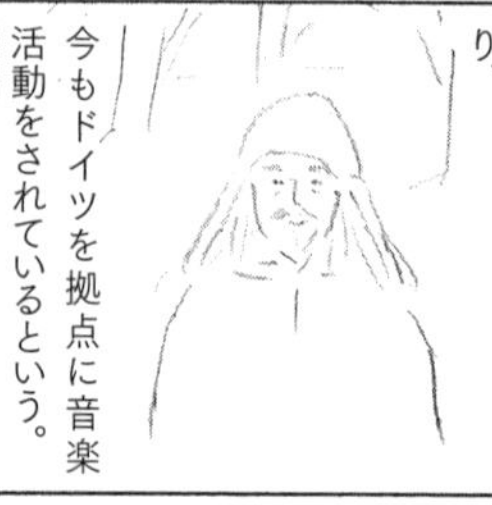
日々冒険しながら徹底して経済主義からは距離をとり、
今もドイツを拠点に音楽活動をされているという。

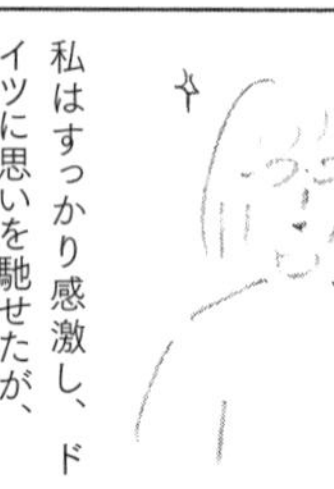
そういう人の声を聴いていたのかと、
ドイツ行ってみたいなあ〜
私はすっかり感激し、ドイツに思いを馳せたが、

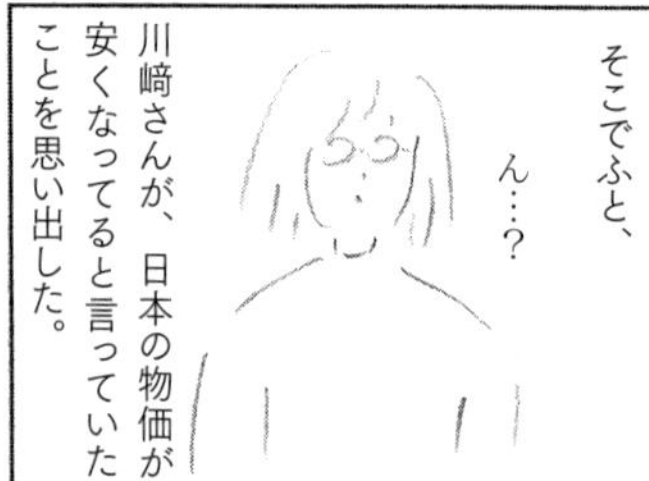
そこでふと、
ん…？
川崎さんが、日本の物価が安くなってると言っていたことを思い出した。

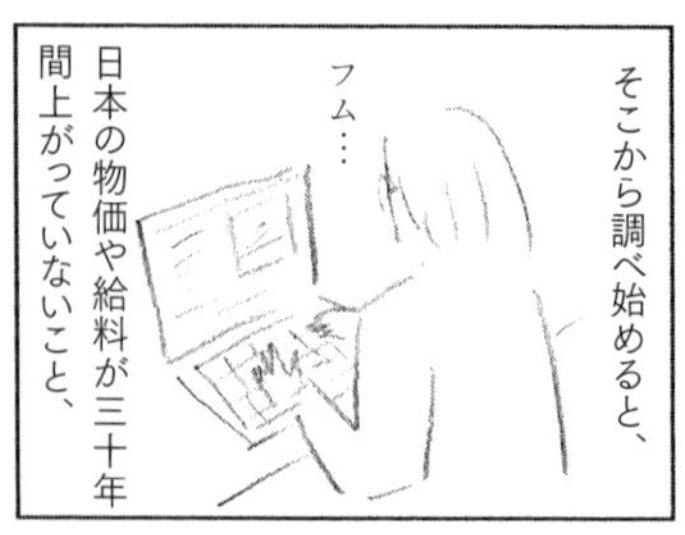
そこから調べ始めると、
フム…
日本の物価や給料が三十年間上がっていないこと、

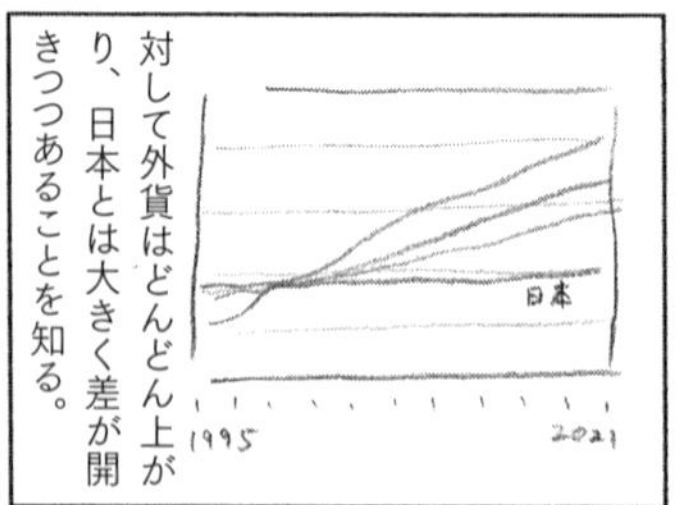
日本
1995
2021
対して外貨はどんどん上がり、日本とは大きく差が開きつつあることを知る。

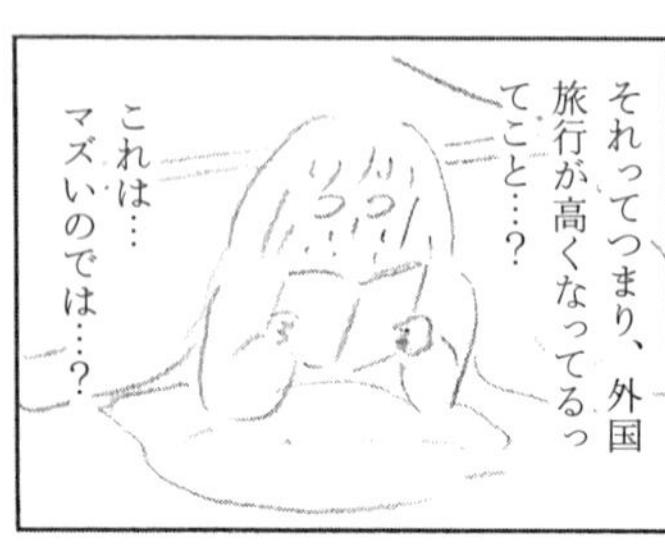
それってつまり、外国旅行が高くなってるってこと…？
これは…マズいのでは…？

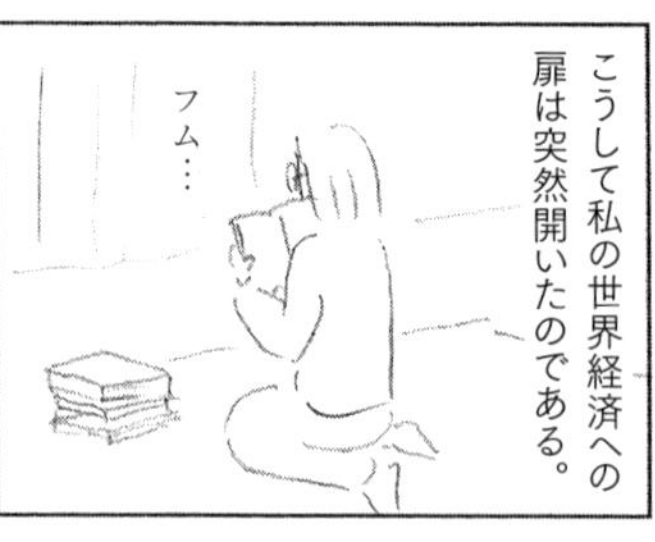
こうして私の世界経済への扉は突然開いたのである。
フム…

作：鶴崎いづみ

# 困ってるっていうエネルギーを使う

# 二〇二一年二月二十七日「ラジオと整体」として放送

対話　江頭尚子・川﨑智子・鶴崎いづみ

## 困ってることを人に話す

**川﨑**　あの、今日は最後なんですけど、困ってることを人に話すこと自体をやろうっていうことで。まあ私は相談を聞くことが多いんですけど、何を相談していいのかわからないとか、あと、困ってることに自分で気がつかないんだけど、でもどうにかしたいんですっていうご相談が結構あるので（笑）私は何に困ってるんだって、こう口に出してほかの人に言うことで、困ってることがよりハッキリと自覚できるんですね。困ってるって、木に囲まれてどこにも出られないとか、塞がってる状態なのでわかりやすい。あと聞いてもらってる間に困ってることが変わっていきますから、まあお金についてでもいいし、それ以外でもいいので、なんせもう春ですから、新たな気持ちになるためにもね、やってみてもいいんではないかなあ。江頭さんはいかがですか？

**江頭**　困っていること、うーん。この一年ステイホームとか、そういうことがあって家に一人でいる時間も多かったんですけど、自分は一人でいると結構クヨクヨしちゃうんだなっていうことにようやく気づいた気がしてて、とくに何かに臆病になっているときのお金の使い方が……

**川﨑**　（笑）

**江頭**　（笑）クヨクヨ臆病になってるときのお金の使い方がこう、発散で使っちゃって、後でけっこう辛い思いをすることが多い（笑）それで、自分の中での解決策は、もうちょっと人に頼って、関わって生きていければ、そうならずにやっていけるのかなっていうのがあるんですけど。

**川崎**　あの、発散もそうですけど感情的になったりっていうこと自体も、こう、人に対して見せるとか見せないとかってあると思うんだけれども、感情的になってもいい相手っていうところからの人間関係づくりみたいに今なっちゃってて、声かけていいんだろうかっていうところからみんな悩んでたりするからさ(笑)

**江頭**　うんうん。独りのバリアみたいなことを自分でどう解除していくか。

**川崎**　そうね。鶴崎さんの困っていることは？

**鶴崎**　私も困りごとというと、独りのことをどうするかっていうことかなあと思って。自分の場合は、とにかく一人で集中して仕事とか、制作とかをしたくて、でも、バイトに時間とられちゃって集中できないとか、人との関わりも、集中できなくなっちゃうから一人になりたいって、二十代の頃からずっと思ってて。で、とくに去年、まあコロナで強制的にみんな一人の時間を持つことになったと思うんですけど、それだけじゃなくて、お勤めも辞めて、引っ越しもして、一人で仕事をする環境が整って集中できるようになってきたんですけど、逆に、ずっと一人でいると体調が悪くなるっていうのが(笑)出てきて、もっと人と会えるようにしていきたいなっていうのが……

**川崎**　おお！

**鶴崎**　出てきたんですけど、一人ですることと、人と会っていくことをどうやって両方やっていくのかなあと思って。解決方法としては、つくったら人に見せるっていうことかな。

**川崎**　うん。じゃあ困りごとでいうと、今まではいちばん排除したい部分だったものが全く反転しちゃって、自分から関わらないといけないっていうふうに課題になって、困ったことじゃなくなったともいえるし、自分から人に関わらないと調子が悪くなるわけだから（笑）

**鶴崎** 体調悪くなるんですよ。それを普通に両立してる人もいっぱいいて、なんでそんなにうまくやれるのだろうと思ったりとか、逆に一人にならないと集中できないっていうのは幻想だったのだろうかとか。

**川﨑** ああ、なるほどね。

**鶴崎** まず一つめの困りごとはそれで、もう一つは、父親がどんどん脚が悪くなって歩けなくなってきて、母親がもう付きっきりで世話を焼く状況で二人とも七十代に入ってきて、じゃあ入院とか、施設入ろうかとか、脚の手術に百五十万かかるとかいわれたり、そういうふうになってくると、今まで話してたのは一人分のお金をどうしようかっていうことだったんですけど、人の分も考えないといけないのかしら？ってなってきていて、一人分で考えるんだったら一人食べられる分を考えればいいんですけど、それだとちょっと成り立たない状況が出てきてる。

## 一人分のお金

**江頭** 私もそれちょっと気になってて、まあ、自分自身のこととしてもなんですけど、このラジオ聴いてくれてる方は、一人の方だけじゃなくて、家族と住んでる方とか、パートナーと二人でいる方とか、子供を育ててる人……。そういうときのお金のあり方って、どう捉えていくのがいいんだろうなあって漠然と思ってて、その、ちょっと似てること考えてましたね。

## 生活

**川﨑** そうですねえ。じゃあここで困りごとがいくつか揃ったので、あの、どうしても、ものをつくったりする人の場合は、まず自分を表現して出しましょうっていうふうに学んでたりとか、それが当たり前だと思いがちなんですけど、でも、その中でいちばん排除されてるのが生活するっていうことですね。学校では暮らし方は教えてくれないし、生活するっていうことは家庭をつくるっていう、その、家庭もつくることなんですけど、家庭生活をやっていくことを生き方として選んでる人のほうがけっこう多いわけで、家庭生活ありきで仕事を決めてる人のほうが多いでしょ？

**鶴崎**　うん。

**川崎**　で、まあ二人のことでいうと、自分一人のことでずうっとこう、二十代から悩んでたと思うんです。自分が社会に受け入れられてやっていくこととか、いまだにそれで悩んでる人は多いわけで、それが大人になることだと思ってたと思うんだけど、実際に生活していったり暮らしていくことはもっと現実的で、親といないと食べていけないとか、夫婦になって子供が生まれたら子供のために、つまり今の自分のために暮らすのではなくて、先のため、子供が大きくなったらとか、未来のことも考えて働く働き方があるんですね。だからまあ、一人者はなかなか理解しづらい。昔の言葉でいったら独身貴族っていう古い言葉が（笑）あるんだけど、家族を持たなかった場合、家族だった人たちに変化があったときに気がつくわけでしょ？　お金のサイズっていうのはやっぱりそういう環境から変わっていくことだから、まあ、もうちょっと大きく捉えると、困りごとではなくて、悩みごとになると思います。

**江頭**　うーん。

**川崎**　で、悩みごとに関しては、できるだけいろんな人に聞いてもらう。作品をつくって見てもらうことと同じで、一人で作品つくってても何にもならなくて、とにかくいろんな人にポイと渡してどう？　って感想を聞くのがコミュニケーションだと思えば、悩みごとも一緒で、悩んでるこ

**家庭をつくる**

**独身貴族**

**悩みごと**

とをポイッとできるだけいろんな暮らし方をしてる人に渡してみるのがいいんじゃないかなあ。例えばサラリーマンだったらどうしてもサラリーマン同士で悩みを相談することが多いし、子育てしてるお母さんは同じようなお母さんに相談してしまいがちですけど、全然違う暮らし方をしている人たちに自分の悩みごとを渡してみて、相談に乗ってもらうんじゃなくて、感想をもらうこと。悩んでることに困ってなければいいです。たぶん、もうそういう世代になってるから親の体のこととかも聞くことがあると思うんだけど、そう言われてじゃあ今の悩みごとが、悩みごとなのか、困りごとなのかの比重と、いまの生活とのバランスと、あと困っていたら自分は誰に助けを求めるのかっていうことを、考えたことがないならちょっと考えてみる。

感想をもらう

**江頭**　うん。

**川﨑**　まあ私の場合は一人になりたいと思って、家族だった人と別れて一人になったんですけど、あの、それを考えて実行するまで最終的に十年かかりました。家族になってた人に言えるようになるまでに十年かかっちゃったわけ。だけど言ってみると、なんだあっていうくらいスウッと行動できたんです。だから、できれば十年もかからないほうがいいじゃん？（笑）だけど家族をやっていくっていうのはそれだけ暮らしの中にエネルギーがあって、自分以外の人と生活することは人間を学ぶことだと思うんです。なので、最初から家庭を持たない選択をして一人でいる人は、人間を学ぶ機会をもっと自分で持たないかぎりは、さっき言ってたような経済的なこととかも、どうして？っていう発想になるだろうし。だけど家族をやっている人にはそんなのは当然のことですね。自分以外の人のために働くのは当たり前のことだし、子供のために働くのもやりがいがあることだったりしますし。もっというと、兄弟のために働いてる人だったり、お家を継ぐために一

家族

人間を学ぶ

生懸命働いてる人だっています。それはそういう生き方を選んで、そういう体の使い方をすることにやりがいを見出してるっていうことだから、いろんな生き方を学ぶためにも、家族を持つ生き方もあることを知った上でお金のこと考えて貰うといいかなあ。ほんとに家族のためだったら、自分のお洋服とか食べ物も気にならなくなる人いますからね。子供がご飯おいしそうに食べてたらそれだけでいいとかさ。

## 自分の中の貧しさ

**江頭**　これはやっぱり自分で自覚しなきゃなっていうことなんですけど、私自身の育ったバックグラウンドの中で、ほんとうは唐揚げ三個食べたかったのに二個ねっていわれたことの、まあ、悔しさ?(笑)みたいなことを思うと、やっぱりお金に対してもそういう感覚になってるなあと思って。だから家族と生きていくとか、なにか人のためにやるっていうことも、限りある何かを分配して自分の量が増えたり減ったりするような見方が染みついてるなって。でも実際は分けて食べたら楽しいこともあるし、もうちょっと、体験とか、時間の価値とか中身っていうのはそんなに単純じゃないっていうことを自覚していきたいなって。

**川崎**　そうねえ。だからそれは、人にものをとられるっていうふうに刷り込まれちゃってるんだから。だけどそういう人は、とにかくどんどん人にものをあげるんです。

**江頭**　うん。

### 人にものをあげる

**川崎**　プレゼントしたくてあげたとして、それを喜んでくれる人もいれば、もらって当たり前だと思う人もいるわけ。プレゼントをもらえるのが当たり前で育ってる子供の場合は、お礼もわからない。無知っていうことです。自分はそういう環境で育ってるけれども、それはみんな同じで、物が豊かでも気持ちは育たないし、やりとりってやっぱりコミュニケーションだから、どんどんあげてみて、あげた時のその人の反応を見るといいと思います。それをやっていくうちにものの大切さがわかってくるし、あの、とにかく与えることが先。女性の骨盤の開閉は、ほんらい人にものを与えるようにできてるんですよ。それをやらないだけ。私の体は私のものだと思ってると誰にも渡さないってなるんですけど、子供が生まれたり、何かきっかけがあって骨盤が開くと、あげることは色んなものを貰ってることと同じなんだなって感じるようにできてる。あなたの環境は選べなかったけれども、それによる自分の中の貧しさに気づくのはとても素晴らしいことなんですよ。

**無知**

**与える**

**自分の中の貧しさ**

**江頭**　うん。

**川崎**　自分の中の嫌な部分かもしれないけど、でも自分のせいじゃないしって（笑）素直に思えるじゃん？　そこから始めればあとはプラスしかないから、どんどんあげていく。そういう運動から体をつくっていく。それは職業も関係ありますよね。お料理をつくる人っていうのは、そういう喜びを知ってる人が多いから。だから、ちょっと寂しかったらおにぎりでも食べる？　ってこう声かけてくれたりとかさ。やっぱり気持ちを汲んでご飯つくれる人なので。有名なところだとほら、宮崎駿の漫画とかアニメは、食べ物がいっぱい出てくるでしょ？

**江頭**　ああ、そうですね。

**川崎**　あれは宮崎駿の中に食べものへの執着があるからなんだけれども、例えばおにぎり食べて泣いちゃったりとかさ、それが結局緩(ゆる)むことだって本能的に知ってるような描写がありますよね。

貧しさとか、欲求とかと直結してるわけです。だけどそれが充足したところからが自分がほんとにやりたいことができる。だから自分の中の不足に気がついたらやっぱり、あげてみて。

**江頭**　うんうん。そうですね。

## 人間みんなにとっての困りごとがなくなる

**川崎**　鶴崎さんはどうですか？

**鶴崎**　今までこう、運動はバイトとかで補ってたんですけど、バイトでちょっと人と喋った気分になったりとか、結構ごまかしてきたような感じがあって、そういうものを全部なくして自分の仕事に向き合おうとなった時に、そうやって運動してたことを自分の仕事の中でどうやっていくのかなあと思ったら、仕事をもっとやっていって、その中で気が合う人とか、一緒にやっていける人に出会っていくっていうことかなあ。時間はかかると思うんですけど、ごまかさないで、バイトして運動した気になってないで。

**ごまかさない**

**川崎**　じゃあ仲間をつくるためにはどうすればいいかだね。だから、どうして困ってることとなのかというと、その、困ってるっていうエネルギーを使いたいんですよね。

**困ってるエネルギー**

**江頭**　それを原動力に？

**川崎**　そうなの。困ってることに対してみんな、鶴崎さんが言ったみたいにその、触らないようにしたり、見ないようにしたり、ずうっと体の中に残したままで言いもしないことが多いんだけど、それを一回動かして、こういうことで困ってるんだよねって言ったところから、それはあなたの問題のように思えて実は社会的にも問題ですよとか、みんなにもそういうところはあるよとか、そんなふうに糸口ができてくると、困りごとが解消されるのは個人の問題じゃないっていうふうに捉えられるようになってきて、そうすると、人間みんなにとっての困りごとがなくなるんですよね。まあ、思い出して傷つくようなことだったら取り組まなくていいと思うんですけど、でも運動だと思って、自分の中にある困りごとはドシドシね、いやあこんなに困っちゃってさあってこう出していってもらって、課題としてみんなでつき合ったほうが変わることがたくさんあるから、それにちょっと前向きに取り組んでもらえると嬉しいかなあ。鶴崎さんは一人になったとき初めて一人でやってることは一人ではやれないんだって気がついたんだと思うし（笑）一人きりで仕事なんてできないですから、どんな職業でも。

**鶴崎**　だけど一人になったから気づけたというか。だからよかったな、やっぱり、自分がこうしたいと思うことはやり通したほうがいいなとか、そういうことを思った。

**江頭**　それで結果が出た。

**鶴崎**　そうそう。

**川﨑**　ほんと、悩みの段階から話してれば困るところまでいかないから。本人も気づかずある日困ったりするんです。これけっこう怖いので。あの、手遅れ（笑）手遅れになったら一人じゃどうにもならなくて、諦められちゃったり相談に乗ってもらえなくなっちゃうっていう事実があって、内容によってはプロが対応する以外になくなりますから、悩みの段階で気がつけるようにして。みんなが今よく使う言葉だと、モヤモヤするっていう言葉でごまかしてるでしょ？

**江頭**　よく言います。

**川﨑**　モヤモヤなんていうのは、自分がまずごまかしてるんだから。

**人間みんなにとっての困りごと**

**手遅れ**

**モヤモヤする**

**江頭**　ああ。

**川崎**　そのモヤモヤは何？ってまず自分で、モヤモヤ空気になってるものをすこし凝縮して形にしてポンて置けるようにすればいいんだけど、モヤモヤじゃ誰もやっぱり……

**江頭**　モヤモヤっていうのは、みんながその、固体にするために時間をかけることを辞めてる？

**川崎**　やり過ごしてるだけ。だからずうっとモヤモヤに包まれながらみんな生きてる（笑）

**江頭**　（笑）そうかあ。

**川崎**　現実的にさっき言ってたような、お父さんお母さん問題が出てくると思いますから、そこは専門家に相談するのもいいと思います。ヘルパーさんに来てもらってコツを教えて貰うとかさ、人に頼むと本当にいろんなことがわかります。

**鶴崎**　人に頼むためにも、一人分ぐらいは経済状況をなんとかしなければって燃えてきました。

**川崎**　困ったら頼るのも含めて一人分だと思うほうがいいかな。これぐらいの収入で一人前だ、じゃなくて、困った時にいろいろと相談ができる人のほうが一人前です。経済に関してはほんとうに環境が大きいから、ある日全部なくすことだってみんなある。今だって生活がいきなり変わっちゃった人たくさんいるでしょ？だからそこはお金じゃないよっていうことは最後に言いたいですね。それよりも地震とかそういうことがあった時に、お互いに困ったって言い合えるような人を持ってるかどうかとか、関わりをちゃんと維持できてるとか、地域で支え合いをやれるとかさ、そういう時にこの人ほんとの体力あるなってわかるから。まあ鶴崎さん一人で仕事始めたんだったらそこからいろんな人に自分から関わってください。江頭さんも、どんどんいろんな人を食べさせてあげてください。そのときに色々わかるから。ちょっとあげたいなっていう人に、何

**人に頼む**

**一人前**

にも考えないでただあげてみる。もらった人がどうするかは自由なんだから。

**江頭** 仕事と、人に関わりたいかどうかみたいなところで、去年の秋から障がい者福祉施設で働いていて、まだ半年経ってないんですけど、すごくほぐされた感じが実感としてあって、何でしょう、すごく感謝してます、今回その仕事ができたことに。

**川﨑** (笑)それはやっぱりあの、何かの動作が難しかったり、生きていくために絶対手伝いが必要な人と一緒にいると、自分の中に比較するような人間は必要ないことに気がつくからだと思うよ。助けてあげたいっていうのは、やっぱり人間の行動力なんですね。それは今までの人間関係では出会わなかった人だったり、当然だと思ってた価値観とは違う価値観をみてるだけだから、そういう出会いを仕事でもっと増やしていったほうがいいと思うし、まあ特に、美術関わりの人は自分の環境が恵まれてる自覚を持ってほしいなあと思います。美術の勉強してること自体、とても恵まれた特殊な思考方法だ、そこを理解しておかないと、ものの見方が狭くなってしまうので。ほんとの芸術はもっと自由な世界なんだけど、学校で学ぶと特別な意識を持たされたりするかもしれない。全然関係ないですからね。技能は大事ですよ。でもその技術で体を壊してる人を私、たくさん見てますから。そして壊した人たちが他の社会性を身につける時のまあ、適応の悪さ。

**江頭** うんうん。

**川﨑** 一番いいのは心が自由なことですから。心が自由自在になっていくことが、やっぱり明るくて健康になることだから。健康である心から美しいと感じる感受性っていうものも、もっと言われたほうがいいんじゃないの? って感じますから、不健康な人たちを見ると(笑)

**助けてあげたい**

**美術**

**心が自由**

**健康**

**鶴崎**　ピカソって健康な感じがしますよね。

**川﨑**　そうでしょ？　もうピカソなんて、本能にちょっと毛が生えたぐらいまで自分をどんどん落とし込んで、下品だねっていわれるところまで落とし込んでますから、素晴らしいことです。

**鶴崎**　ゴッホはどうですか？

**川﨑**　ゴッホは自分の格闘です。あの、潔癖な人だから。潔癖っていうのは病気です。まあゴッホの場合は、そういう不健康なところから健康になりたいなと思ったのかなあ。お星さまを描いたりする時はとっても綺麗な絵を描きますよね。でもやっぱり体でいうとちょっと不健康かな。絵を見てね、それはわかることですから。じゃあ自分はどういう人に憧れるかで、あなたたちの健康度がわかりますからね（笑）

**江頭**　ああ。

**鶴崎**　やっぱりピカソは伸び伸びしてていいなあって。あと、プロっていう感じがします。

**川﨑**　プロですねえ。もうほんとに、プロは子供のときからプロ。健康だから。健康が一つ基準だと思って。ちょっとお悩みの解決にはなりませんでしたけど、ここまでにしましょうか。またこういう機会があれば、お話できればと思います。みなさんありがとうございました。

**鶴崎・江頭**　ありがとうございました。

# あとがき——江頭尚子

その後、私は瀬戸内海の小さな島に住み、喫茶で働いている。空想してみる。今、店の冷蔵庫には牛乳が一本。これがもし、島内で最後の一本だったら。商店も数えるほどしかない島。物理的に無いものは、いくらお金を出しても手に入るとは限らない。その時どう動くのかが私の実力なのだろう。この島では、野菜も果実も魚も、自分たちでつくったり獲ったりした美味しいものほど、お金ではやり取りされていない。はぐくんできた間柄のなかで、手から手へ、長い時間のスパンで物々交換がおこなわれる。その中に参加できることは光栄なことだ。使う人の知恵にも人脈にも依らずに一定の価値を担保するお金は、実はずいぶん易しい道具なのかもしれない。都市部では、大抵のことはお金を払って解決するようにできていて、東京での私はことあるごとに、お金がない！と苦しみ、お金を理由にして自分を甘やかしてきた。いま思えば、その仕組みのなかに身を任せていたら見えるであろう景色を見ていただけのことだ。お金に対する不安は、自立できない自分への不満だったのだと思う。

店の畑の世話に行く。さんさんと降り注ぐ太陽の光、さらさらと流れる雨水、ふかふか踏みしめる土、生き物が栄枯盛衰する圧倒的な恵み。畑の真ん中で、「生きてることはお金と関係がない」という言葉を実感する。私は「お金のために」働くわけではない。少しずつ自分の満足がわかってきた。来年私は東京に戻って、また、新しい生活をつくる。

向き合う勇気をくれた対話の時間に感謝します。この本が求めるひとに届きますように。

## あとがき――川﨑智子

鶴崎さんから、お金について話をしたい、と依頼されたのは、路地と人での活動と、その運営についての相談からでした。芸術活動と経済活動の両立は作家にとっては大変エネルギーを費やす行為です。個人で活動している私にとっては、全く意表をつくことでした。

「お金についてはお金に詳しい人にたずねるのがいいですよ」相談されるたび幾度となく伝えてまいりましたが、彼女の芯の部分は変わりませんでした。とうとう根負けしたのが実情です。それでも、二〇一四年の対話から始まって、その後のコロナ禍と同時にすすめた二〇二〇年のラジオトークも、日本で女性芸術家がどのように生き抜いているのか、赤裸々に記録していて、そのさまは十分なにかあらたな活動として迎えられてゆくのではないかなと期待しています。

私自身をとって言えば、まったくお金に関心がなく、さりとて、芸術活動への不自由さも感じてはいません。ただ、心の健康を観察する上で、このアートセンターでの出会いは大変学びのあるものでした。特に、或る視点に立って、それに真摯に取り組む姿勢の共有は芸術活動を行う友人を得る機会となったように思います。

本来、芸術活動は、強靭で正確な視点を持った、自由な活動です。リベラルアーツとはなにか。経済活動についても、芸術家のその正確な視点が、生かされることを願っています。

## あとがき――――鶴崎いづみ

最後の対話が終わった翌月、私は個人事業主として名乗り出るべく税務署に開業届と青色申告承認申請書を提出した。七年にもおよぶ対話を経て、これといって何か結論が出たわけではないけれど、考えるのも嫌で悩みのタネだったお金に対する意識が前向きなものに変わったことは確かだ。相変わらず手にするお金は少ないけれど、自分の手や足や頭を存分に使って、みずから人に話しかけなければ何も起こらないのが自営で、その運動の積み重ねが金額になっていると如実に感じられるようになったし、わずかにでも年々売り上げが伸びているのは、日々コツコツとわが身を振り返り運動修正を重ねてきた結果だと思っている。そんなことも、今まで通り目をつぶっていては、みえなかったことだ。

川崎さんは今も昔もまったくお金に関心がないそうだが、それでも、多くの方に参加していただきながら進めていった対話からは、一人きりで居てはとうてい出てこないような話題が数多く表に引き出され、これから新しく受け取る人にとっても、多分にヒントを含んだ内容になったと思う。私自身、始めた時には思いもしなかった話の展開に、協働の面白さを噛みしめている。こんなふうに、どんな困りごともネタにして、皆でつつきあい活動につくり変えてゆけたら、いつまでも日々は楽しいだろう。

十人いれば十通りの価値観があるように、お金についてはこれからも各々が自分なりのちょうどいい付き合いを模索していくしかないことだけれど、願わくは、この活動の記録が、同じようにいま、どこかで手探りしている誰かにとっての手がかりとなってくれればしめたものだ。

老化 ………………………… 102
老後二千万問題 ……… 153
労働 ………………………… 50
労働者 …………………… 18
路地と人 ………………… 24

## わ

忘れる …………………… 105
私がいま一番大事なことは何だろう ……………… 45
私にふさわしくないと思ったら辞めればいい …… 148
私は何に一番お金を使いたいのか ………………… 38

手感覚 29
てしまのまど 174
手っとり早い 55
手っとり早くは体においてはない 55
どういう生活をしたいか 39
道具に頼らない環境づくり 105
道具を自分とする 102
どうしたら軽くなるんだろう 117
動物と植物 104
独身貴族 207
徳を積む 193
都市部 33
咄嗟 54
どんな環境だったらいいのか 94

## な

ナイチンゲール 25
ないと言うとなくなる 116
夏は欲求を発散させる 120
悩みごと 207
なんにもない 76
なんにもないところから元気にする 75
日常 15
人間国宝 40
人間みんなにとっての困りごと 212
人間を学ぶ 208
値段をつける 17
年俸 40
野口整体 29
野口先生 168

## は

博打 20
働いてる所に運動が起きてくる 103
働くことはお金を使うことだ 153
働けば働くほどいろんなことがわかってくる 35
発想づくり 115
花 180
美 48
美学 23
美術 214
引っ越し先 120
人に頼む 213
人にものをあげる 209
人は人の言うことを聞かない 74
一人分のお金 206
百円ショップ 153
病気 55
貧困 50
貧乏な人ほど体が丈夫 42
不安 13
不健康 49, 55, 167
ふざける 129
二人のお金 151
物価が下がってる 156
物理的なものだけがプレゼントじゃない 177
不満が残る 157
プレゼント 176, 188
ベース 26
平気 83
平凡 83
欲しいものを買うために働く 122
本気 121, 192
本気になるのは体力的な問題 192

## ま

マイナス 51, 112
マイペースが自然 74
真面目 113
まず自分が動くと環境が変わる 102
街の子供 199
まとまったお金が必要な人には動く 116
満足感 19, 176
満足度 12
満タンでも飢えてる 81
みんなのたあ坊 76
無知 210
目に見えない 14
モデリング 105
物として換える 168
ものの価値がわかる 64
モヤモヤ 146
モヤモヤする 212
貰う 13

## や

休み方 164
休み休み 125
家賃 38
やったことないことをやる 64
やっちゃってから考える 102
やりがい搾取 56
やりたくないことはやらない 77
夢がない 127
夢をみましょう 69
欲求 80
欲求は言っていいこと 128
欲求不満 168

## ら

リズム 163
両手をブラブラさせておく 77
料理人 199

子供のとき出発したものが成熟した結果が仕事……166
ごまかさない……211
困ってるエネルギー……211
困ってること……204
困る……194
困ることと貧乏は関係がない……52
コミュニケーション……145
これがないとこれができない……102
根底から自分を動かす……103

## さ

三十代……93
自営……157
シエスタ……124
時間……40
自己投資……70
仕事ができる大人……144
仕事がないときが一番フラット……133
仕事に自分を合わせない……146
仕事のリズム……167
仕事も遊びである……165
実感があるお金の使い方……151
実感としてお金を持つ……29
失敗しないと精度が上がらないのが仕事……164
死ぬほどうまい棒買いたい……67
自分が動けばいいだけ……107
自分ができる運動で生み出される活動が必要とされるかどうか……18
自分が働いて得たお金という意識を持つ……15
自分と生き方がしっくり合ってきてるかどうか……93
自分にプレゼントする……179
自分の価値観ではないかもしれない……28
自分の可能性に対してプレゼントする……184
自分の体の問題……101
自分の仕事……151
自分の体力に目盛りをつける……79
自分の中の貧しさ……210
自分一人ではできないことをやってるという自覚を持つ……26
自分らしさ……178
しみったれ……155
社会活動……69
社会に使われてる……18
借金……17
借金も自分のお金……15
収穫……126, 134
充実……156
集中……163
主婦……151
主婦感覚……45
準備……159
準備を続ける……159
情……186
商売……158
消費……54
女性……57, 165
所有……82
自立……27
素直に受け取る……197
生活……206
生活保護……40
生活力……40
整体……48, 53
清貧の思想……32
世間知らず……48, 51
専業主婦……35
潜在体力……54
そうしたくなる運動……168
想像どおりに動いていく……70
想像力……91
想像力がつくる……129
育てられた環境……199

## た

代替え……171
代替えするとしみったれる……171
代謝……104
体力……51, 54
高い安い……154
助けてあげたい……214
種をまく……159
楽しく働いてお金は貰える……113
楽しく働いてたら楽しくお金が動く……90
楽しみ……22
食べようとしない……75
食べるために稼いだお金は食べるために使う……20
騙される……44
俵感覚……81
単純化……25
男性……107
知恵……83
ちゃんと……90
調和……48
貯金は許されない……78
ちょっと先の自分……108
使い方……157
使い方を間違っている……33
使い方を学ぶ……36
使い方を学んでない……15
次に会う人……183
つくれる人が配ってる……34
手遅れ……212

# 索引


## あ

相手を知る……158
あげたい人……17
遊びましょう……91
遊ぶことが仕事である……165
遊ぶ中に仕事のタネがたくさんある……91
与える……27, 210
与えることができるのがプレゼント……190
与える喜び……190
頭が悪い……106
新しいものは自分の新しい所が選んでる……122
暑い国の労働の仕方……125
安心しながらお金は入ってくる……90
いうこと聞きたくないとき……198
家は自分……117
行き当たりばったりで使う……63
生きてることはお金と関係がない……79
一人前……213
一斉に動く……121
今までのパターンを脱線する……194
動かさないと動かない……17
動かされてるものは何か……104
動かされる……103
鬱散……96
運動の失調状態……167
運命……139
エネルギーとしてみる……17
大きな時間……84
お金がある……34
お金がない満足感……80
お金と寒いがくっついてた……87
お金との付き合い方……90
お金に困る経験……23, 32
お金について考えたくないと言わせてるものは何か……101
お金に使われてます……14
お金に夢を持つ……72
お金の使い方は自分の体の使い方……198
お金はつくられたもの……49
お金は道具……101
お金もプレゼント……186
お金をあげたくなる人……195
お金を生み出す……56
お金を使う……12, 32
お金を使う楽しみ……150
お付き合いにお金を使う……158
大人……140
重いか軽いか……170
思い出……180
親……142
親のお金の価値観……43

## か

会社員……147
会社に勤めるのが一番スムーズに行動力が出る……146
買い物しないって不健康……167
買い物する経験……152
学費……71
賢い……105
稼ぐ……67
家族……208
肩書き……114
価値……27
活元生活……78
買ってみる……19
家庭をつくる……207
可能性……45
我慢……151, 174
紙……12
紙に書く……110
夏眠……124
体が受け身になる……180
体の方向性……165
空っぽ仲間……84
空っぽにしていく……82
空っぽの底が抜ける……83
軽い……16
乾き……174
買わされてる……41
考える前に動きましょう……193
環境づくり……93
感情が働く……13
感想をもらう……208
気……115
聞き出していく……130
基礎体力……35
気の波……76
気の発散……19
ギフト……190
許容を超えた量を動かすためにはお金がいる……25
金額……112
銀行……36
具体的にしていく……92
クレジットカード……38
計画……158
経済主義……15, 79
芸術……23, 43, 48, 53
ケチ……27
月賦……155
健康……48, 214
心……33
心が自由……214
心構え……95
ご馳走したくなる……152
子供……105

［関連本］
整体入門　川﨑智子・鶴崎いづみ『整体対話読本　ある』
整体活用　川﨑智子『整体対話読本　こどもと整体』
整体独学　川﨑智子『整体覚書　道順』『整体覚書　道程』
整体体操　川﨑智子・鶴崎いづみ『体操をつくる』

整体対話読本　お金の話

江頭尚子・川﨑智子・鶴崎いづみ　著

2022年4月27日　初版第1刷発行
2024年4月30日　初版第2刷発行

発行所　合同会社土曜社
135-0062
東京都江東区東雲 1-1-16-911
doyosha.jimdo.com

用紙　王子製紙・日本製紙
印刷　日本ハイコム
製本　加藤製本

ISBN978-4-86763-027-3　C0047
落丁・乱丁本は交換いたします